高次脳機能障害の グループ訓練

帝京平成大学健康メディカル学部
臨床心理学科教授

中島 恵子 編著

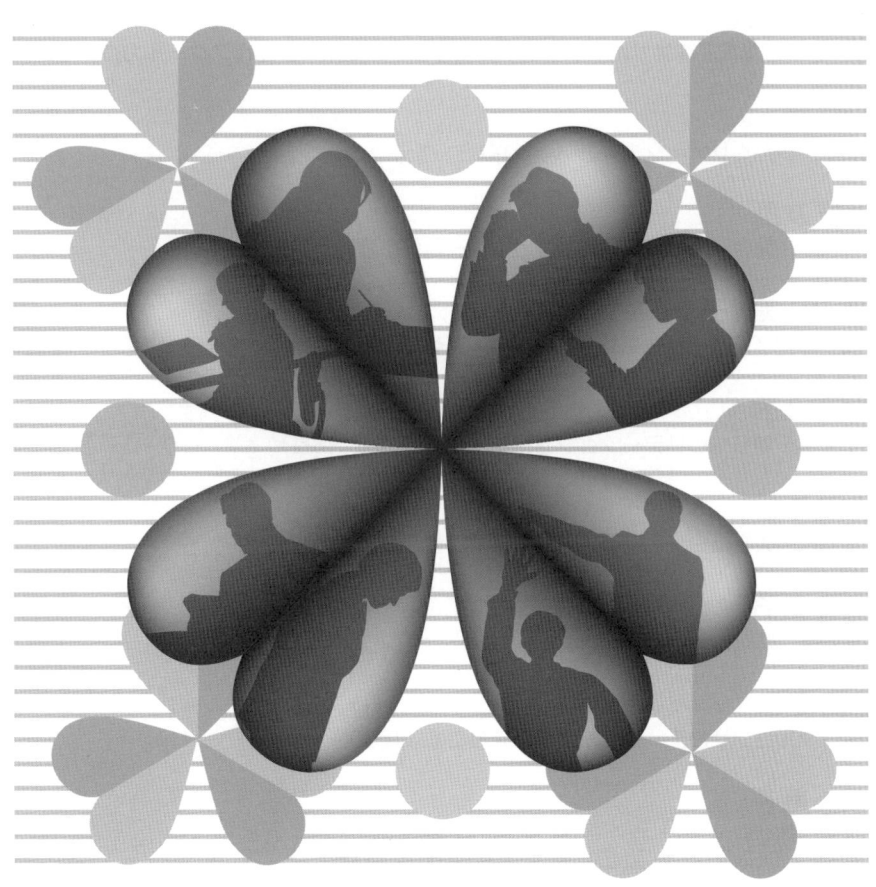

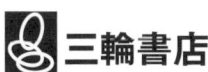
三輪書店

執筆者一覧

編者

中島 恵子
（帝京平成大学健康メディカル学部臨床心理学科　教授）

執筆者（執筆順）

川上 昇八
（熊本菊陽病院精神科デイケア）

馬屋原 誠司
（NPO 高次脳機能障害サポートネットひろしま／広島県・広島市スクールカウンセラー）

殿村 暁
（神奈川リハビリテーション病院心理科）

長野 友里
（名古屋市総合リハビリテーションセンター臨床心理科　科長）

四ノ宮 美恵子
（国立障害者リハビリテーションセンター更生訓練所就労移行支援課就労相談室　室長）

太田 令子
（千葉県千葉リハビリテーションセンター地域連携部　部長）

上田 幸彦
（沖縄国際大学総合文化学部人間福祉学科　教授）

山舘 圭子
（栃内第二病院）

吉田 香里
（メンタルコンサルテーションオフィスろごす　代表）

中島 恵子
（編者に同じ）

序

　本書は、高次脳機能障害者を対象としたグループ訓練による治療実践報告集である。

　グループ訓練は、通常10人前後の小集団を対象とし、参加するメンバーの各々が自分を表現したり、行動したりすることを通じて実践される心理療法の一つである。高次脳機能障害者のグループ訓練は、治療者が1人の場合は6人前後の小集団が望ましいと考える。メンバー各々の障害の特徴が異なっているために、対応する時間に余裕を持っておくことが必要であるからである。グループ訓練は一緒に参加している仲間を鏡にして自分を知ることで、一人で体験する以上の気づきを得ることができる。グループの中にはさまざまな力動＝総互作用が生じる。それらは、共感、他者および自己受容、同一視、普遍化、現実検討、競合といったもので、治療者はこれらの力動を使って各々の回復を促進させることをめざす。グループ訓練は構造化されたものであり、治療標的を明確にすることは不可欠であるが、グループ内では何を語ってもよい自由な雰囲気が保たれると同時に、統制もとれている場を治療者が保障することが求められる。場が保障されることで、メンバーは他者の話をしっかり聞き、自分の内面を語り、自分の話が他者に受けとめてもらえていると信頼できることが、自分の障害と向き合えることにつながる。

　集団の中でさまざまな活動を行うリハビリテーションは、地域で生活しながら通所でき、他者との交流の場や自己の安らぎの場、自分の居場所としての役割もあり、生活のリズムを整えながら対人交流を改善させたり、社会生活に必要な能力を回復させたり、物事に取り組む意欲や集中力、持続力を引き出したり、就学や就労の準備を行うことで、社会復帰、自立を目指すことに効果があるのではないかと考える。

　高次脳機能障害者のグループ訓練の方法として、心理療法の中で3つの方法は適用できるのではないかと考える。第1に認知行動療法的アプローチがある。回復、向上をめざす問題解決型の心理療法である。具体的な目標を立て、目標達成のためにさまざまな技法を用いることが特徴である。よく使用される技法として「認知再構成法」がある。これは、うまくいかなくなったところを自分で修正するための方法である。治療者は、技法の説明や提案をし、メンバーはさまざまな観察や練習を行い、積極的に問題解決を図ろうとする療法である。問題の再発予防効果が高いと知られている。第2に解決志向的アプローチがある。問題やその原因、改善すべき点を追求するのではなく、解決に役立つリソース・資源（能力、強さ、可能性など）に焦点をあて、それを有効活用する。「何がうまくいかないのだろう」と考える代わりに「自分が望む生活のためには何が必要なのか、何が出来るのか、どうやったら出来るだろうか」と考え、解決のための具体策を明確にしていく。効率的で実践的なアプローチとしてさまざまな治療に適用されている。第3に、精神療法的アプローチがある。消極的になり、否定的思考によって自信をなくしがちな方々を対象としたアプローチである。治療者は話をよく傾聴し、自分自身がどのように感じ、どのように生きつつあるのかに取り組

み、自らが気づき回復していくことを促進させる。何よりも本人が納得のいく問題への取り組みをメンバーとともに一緒に考えていく。自らの意識、表現が一致していること、メンバーが共感的に経験することを大事にする。主となる自分の能力や志向性を見出し、今までとはちがう捉え方で物事を考えられたりするようになる。心理療法では、心理的、精神的ケアとして広く適用されている。

　現在、高次脳機能障害は、厚生労働省の高次脳機能障害支援モデル事業としての展開から、リハビリテーション多職種の関心も高く、学会でのシンポジウムや講習会では多くの人が集まるが、現場に戻ってみると、具体的には明日からどのような対応の展開をしたらよいのかはわからなくて困っているといった声も多く、効果的な高次脳機能障害リハビリテーションが行われている医療現場やリハビリテーションの場が少ないのが現状ではないかと思われる．そのような"なんとかしたい、どうしたらいいか"と思っている現場でわれわれの実践しているグループ訓練を実践してもらうことで、具体的な対応への一歩を踏み出してもらえるのではないかと思い、本書の発刊にいたった。

　高次脳機能障害への認知リハビリテーションは、経時的に回復に合わせて段階的に治療標的を変えていく必要がある。第一段階は発症から早い時期に行う領域特異的な機能への直接訓練、第二段階は異なるモジュールへの認知的プロセス訓練、第三段階は代償手段を活用する代償訓練、第四段階は適応行動を増加させる、あるいは、不適応行動を予防し減少させる訓練などが考えられる。個人の特徴（疾患、損傷部位、障害の程度）に合わせた個別訓練と併用して、集団による治療効果をめざすグループ訓練を行うことは、自己・他者意識、意欲を促進させ、集中力、現実検討力を改善し、実際場面での訓練につなげるうえで有効と考える。したがって、本書ではさまざまな治療標的を対象とするグループ訓練の実践を掲載し、グループ訓練を行うにあたって、何を準備したらよいのか、グループ訓練の意義や効果にはどのようなことが考えられるのか、実際にどのようにグループを構成し、どのような効果を想定して、どのようなことに留意・注意しながら、どのように訓練展開をしていったらよいか、そしてどのように効果判定したらよいか、考えられる問題についてはどのように対処したらよいか、について、心理職を職種としない方にも理解しやすいように、具体的に示した。

　今回、10人の心理士によるさまざまな治療標的を対象とするグループ訓練の実践報告集の発刊は、私の長年の構想の実現となった。何より、本書がこの領域の臨床家にとって実践への手引きとなりお役に立つことができれば幸いである。本書の出版に快諾された三輪書店社長の青山智氏、敏速な編集を担当された佐々木理智氏に謝意を表したい。

2009年9月

帝京平成大学　健康メディカル学部　臨床心理学科教授

中島　恵子

「目次」高次脳機能障害のグループ訓練

第1章　治療を目的としたグループ訓練

1. 脳機能回復の直接的訓練としての注意・記憶障害のグループ訓練 ……… 2
 (川上 昇八)
2. 前頭葉障害への思考シミュレーション訓練—病態認識改善の試み ……… 28
 (馬屋原 誠司)
3. 行動障害者の適応のための通院グループ訓練 ……… 55
 (殿村 暁)
4. 軽度脳外傷者の自己認識訓練 ……… 73
 (長野 友里)
5. 復学のためのグループ訓練 ……… 85
 (四ノ宮 美恵子)
6. 就労・復職をめざす人たちのための集団訓練 ……… 102
 (太田 令子)

第2章　精神的ケアを目的としたグループカウンセリング

1. 心理的ケアをめざしたグループカウンセリング ……… 124
 (上田 幸彦)
2. 家族のための心理教育 ……… 137
 (山舘 圭子)
3. いきがいについてのグループカウンセリング
 －グループロゴセラピーによる人生の意味目的意識の醸成－ ……… 150
 (吉田 香里)

第3章　理解を目的とした家族教室

1. 前頭葉障害者の家族教室 ……… 164
 (中島 恵子)

第1章 治療を目的としたグループ訓練

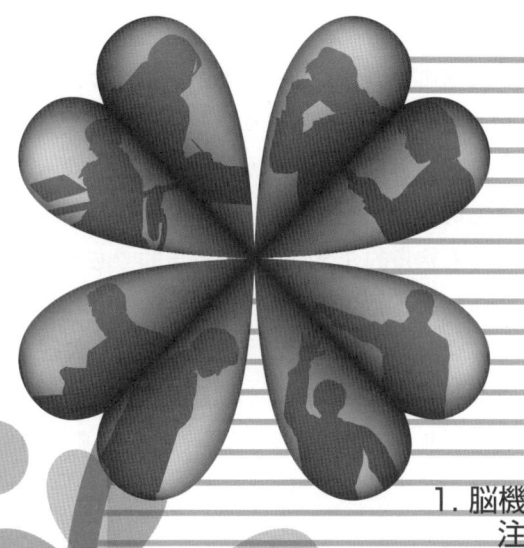

1. 脳機能回復の直接的訓練としての
   注意・記憶障害のグループ訓練（2）
2. 前頭葉障害への思考シミュレーション訓練
   ——病態認識改善の試み（28）
3. 行動障害者の適応のための通院グループ訓練（55）
4. 軽度脳外傷者の自己認識訓練（73）
5. 復学のためのグループ訓練（85）
6. 就労・復職をめざす人たちのための集団訓練（102）

脳機能回復の直接的訓練としての注意・記憶障害のグループ訓練

川上　昇八

はじめに

　高次脳機能障害は，事故などによる頭部外傷や脳血管障害等による脳損傷の後遺症として，注意障害，記憶障害，遂行機能障害，社会的行動障害などの認知障害が生じることがある．この認知障害が原因で日常生活や社会生活への適応が難しくなることが少なくない．また，一人ひとり症状の現れ方が違うため，見ただけでは障害とわかりにくいといった高次脳機能障害の特性がある．成人が脳を損傷した場合，発症後数カ月ですみやかに回復する例や，数年の経過を経てゆっくりと回復する例など，障害からの回復の仕方もさまざまである．今日まで，損傷した脳がどのように回復するのか，どのような治療的介入が回復に効果的であるのか，科学的には明らかになっていない．しかし，脳損傷による認知機能障害に対して治療の的を明確にした認知リハビリテーションを実施することによって，脳機能の回復を促したり障害を軽減したりする試みがなされている．本稿では，亜急性期から慢性期にかけた高次脳機能障害者の脳機能回復の直接的訓練として，注意・記憶障害のグループ訓練プログラム（中島考案）を紹介する．

効果と目的

　注意障害をグループ訓練の標的としたのは，注意がさまざまな認知機能の基盤であり，注意機能は社会生活を営むための多くの行動に広く介在し，これらを統合する役割を持つからである．注意力や集中力は，脳幹と前頭葉の両方が関与し，記憶障害は主に側頭葉の損傷によるものだが前頭葉の損傷でも生じる[注1]．中島の考案した認知リハビリテーションのグループ訓練プログラムは，視覚性や聴覚性の注意力や記憶力の障害[注2]を標的とし，前頭葉や側頭葉を刺激し，その改善を図る効果があると考えられる．そしてこの脳機能回復

注1）脳幹は，覚醒に関わっているといわれ，あらゆる脳の機能に影響を及ぼすと考えられている。覚醒が低下していると疲れやすく，運動機能や認知機能に影響し，注意力・記憶力も低下する。目や耳から入力された「見たこと」「聞いたこと」への反応は，脳内のさまざまな領域と情報のやりとりを前頭葉が統合し，思考や行動として出力される。記憶に重要な役割を果たす海馬は側頭葉の内側にあり，海馬は短期記憶のうち必要なものを長期記憶に変換する際に重要な役割を果たし，側頭葉には必要な記憶が保存されることになる。前頭葉は前頭連合野という領域があり，思考・目標設定・判断・計画・ワーキングメモリー・言語などの働きを司り，情報を処理する作業台としてワーキングメモリー（作業記憶）が必要となる。前頭連合野に損傷を負うと，ワーキングメモリーの能力に障害が生じ記憶障害として現れる。

の直接的訓練（注意と記憶の訓練）をグループで行うことは以下のような効果が期待される．

1. 当事者への効果

　　注意と記憶のグループ訓練に参加することによって，本人の病識が高まり（病態認識），日常生活において代償手段を使用し（代償手段の獲得；例えばメモの必要性を認識し実際にメモをとる），リハビリへの意欲が高まるなど，気づく力や覚える力，思い出す力，回復への意欲などを，グループ内のメンバー同士で相互に高め合うという効果が期待される．注意の訓練として行う単純化された数字の抹消訓練は，早くミスなく指定の数字をチェックする課題で，毎回その結果がわかりやすく，グループ内での実施により他の患者との競争心や支え合いが現れることがみられる．また記憶の訓練としての無意味図形の記憶再生や短文記憶，伝言訓練なども，グループ全体で答え合わせをしながら互いに励まし合い，教え合うことによって，訓練にとりかかる動機を高めると考えられる．訓練の結果，反応速度や視覚処理速度の向上によって，注意機能の改善や，視覚処理速度の改善により，脳全体の情報処理の速度を全般的に賦活し，日常生活での訓練意欲や回復の促進をめざす．

2. 家族への効果

　　家族教室では，参加した家族が高次脳機能障害について理解を深め，同じ障害をもつ家族のことを話し合い，共感し合う場となること，また同時に，障害を持つ本人を理解しつつ支えようとする気持ちが促進されること，適切な対応ができるようになることが期待される．

◾️対象

　参加メンバーには，高次脳機能障害と診断され，亜急性期から慢性期で，障害がある程度のところに固定したとみなされる注意・記憶障害を主とした患者が対象となる．訓練に積極

注2)「見えているのに見ていない」「聞こえているのに聞いていない」という注意力の障害には，①1つのことが続けられない（注意の持続），②周りの状況に気がつかない（選択的注意），③周りの声や音にすぐ注意がいってしまい落ち着かない（同時処理），④状況に応じて注意を変換できず同じことを何度も言ったり，同じ行動を繰り返したりする（注意の転換）などがある．「見たこと」「聞いたこと」が覚えられない記憶力の障害には，見たり聞いたりしたことを覚える「記銘力」と，見たり聞いたりしたことを思い出す「想起力」があり，脳に損傷を受けると「想起力」は比較的保たれるが「記銘力」が低下することがある．その結果，①病識がない，②悩まない，③同じことを何度も聞くため周囲の人を疲れ果てさせてしまう，ということが生じる．

的な動機をもつ者であれば，性別，年齢，受傷年数などに制限を設けない．車いす利用者，地誌的障害や片麻痺のある患者も参加は可能である．

方法

＜概要＞

時間・頻度・期間：1時間30分程度（途中5〜10分ほどの休憩を入れる）．毎週1回．1クール10回（期間は約3カ月間）．

訓練者：リーダーおよび指導員（以下，サブリーダー）の2名．

場所：外部から人の大きな声や物音が聞こえない所，人の出入りがない所，トイレに近い所，10名ほどが入ることのできる所，車いすの出入りがしやすい所などが訓練を実施する場所として利用しやすい．特に注意力をそぐような場所では訓練に集中できず，疲れやすくなるため，そのような場所は訓練を行う場所として避けたほうがよい．また、部屋の広さ，人の多さ，照明の明るさ，部屋の温度など，参加メンバーが落ち着いてすごせる場所や環境を作ることで，快適でリラックスして訓練に取り組むことができる．

長テーブル3台，人数分のイス，ホワイトボードなどを揃えることができる部屋の広さがあると訓練を行いやすい．しかし，十分なものが揃わなくても参加メンバーが落ち着いて訓練に取り組むことのできる環境であれば，訓練は可能である．場所がないからといって訓練を必要とする患者をそのままにしておくよりは，訓練のできる場所を探し，訓練をする環境を整えることが必要であり，周りの職員への理解と協力を得ることも訓練を実施するに当たって大切な条件である．

人数：グループ運営上の適切な人数については，リーダー，サブリーダーの経験によって柔軟に対応できると思われるが，経験からすると，参加するメンバーの居心地のよいグループ人数は6名ぐらいではないだろうか．話し合ったり他のメンバーの話を聞いたり，訓練しながら互いに交流ができ，集団力動を効果的に活用できる人数だと思われる．

リーダーとサブリーダの2名であれば7〜8人のグループ運営は可能であろう．リーダー1人の場合では6名ぐらいまでが適切である．理解力の低下しているメンバーが1名でも参加した場合，リーダー1名だけでは訓練をフォローしていくことが難しい．一方，少なすぎる場合，2名ぐらいではグループの集団力動を活用するときに不十分な人数と思われる．また，マンツーマンでの訓練が必要なメンバーが参加することは，グループとしての機能が効果的に働く妨げとなるため避けたほうがよい．

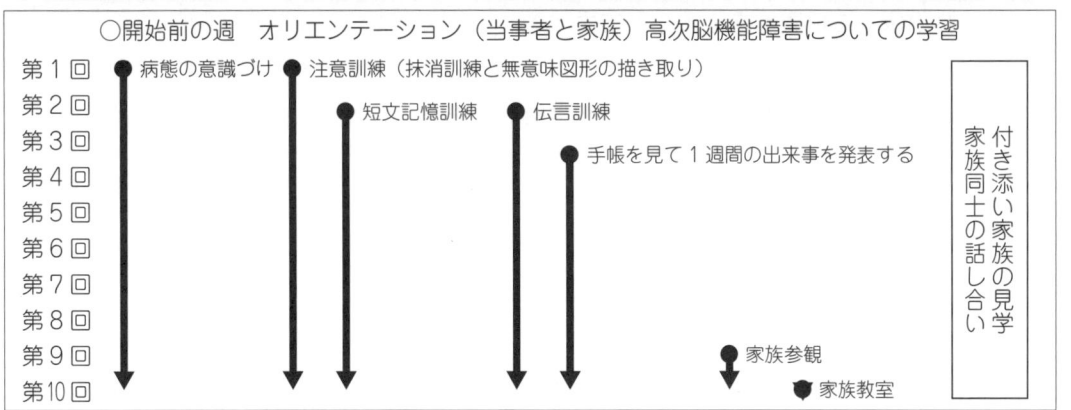

表1 グループ訓練のプログラムと1クールの流れ

<訓練プログラムの内容と構成>

表1にグループ訓練の1クールの流れと,訓練プログラムの構成を示した.

まず,開始1週間前に参加者と家族に訓練の概要と高次脳機能障害について説明する.第1回目は参加者全員の自己紹介やスタッフの紹介,訓練概要の説明などを行う.第1回目~10回目まで毎回病態の意識づけ(海馬と側頭葉の役割について学習し,自分の病態について意識が持てるように促す)を5分間行ったのち,注意訓練(抹消訓練と無意味図形の描き取り)を20分程実施する.第2回目からは病態の意識づけと注意訓練の後,短文記憶訓練と伝言訓練を実施する.第3回目より,病態の意識づけ,注意訓練,短文記憶訓練,伝言訓練に続いて,手帳を見ての1週間の出来事の報告訓練を加える.第9回目には訓練の様子を家族に見てもらい,第10回目には訓練後,家族教室を実施する.10回の訓練が終了したのち,参加者本人と家族にアンケート調査を実施する.

<準備と留意点>

① リーダーとサブリーダーは,訓練開始前にはスケジュールを確認し,終了後にはその回の訓練の状況を振り返るミーティングを行う.

② 訓練中は参加者が集中しやすいようにテーブルを「ハ」の字型に設置し,文字や図が見えやすい位置にホワイトボードを置く.

③ リーダーは指導と介入がしやすいように,参加者の目の前に立つようにする.

④ リーダーの声の大きさや掲示物の見えやすさ,参加者の体調を毎回訓練が始まる前に確認をすること.

⑤ 訓練が始まる前に,部屋の照明や温度などの環境や訓練に必要な備品を整え,集中できるよう配慮すること.参加者から無意味図形が小さくて見えにくいという

意見が出れば，次の訓練からは参加者が座った位置から見えやすいよう，拡大したり掲示する位置を変えるなど工夫する．
⑥ 見学を希望するスタッフがあれば，参加者の集中力がそがれ訓練ができなくなることを伝え，見学ができないことを理解してもらうこと．

<進め方>

1 訓練の前に行うゲーム（ウォーミングアップ）

訓練の最初に行うゲームは，訓練へのウォーミングアップであり，次に行う「病識の意識づけ」の時に「見たこと，聞いたことを忘れてしまうことがありましたね」とゲーム中に実際にあったことを挙げて，訓練へスムーズに移行できるように用いる．ゲームの内容は，毎回同じようにモデルを使いながら具体的に説明をする．どのゲームもメンバーが楽しめるようにゲームの内容や理解がうまくいかなくても「気にしないで楽しもう」と，リーダーとサブリーダーも一緒に楽しみながら進める．チーム作りは，ジャンケンで決める．ジャンケンも自分が勝ったか負けたか注意して見ていないといけない．みんなで確認しながらジャンケンをすると，これも注意や記憶の訓練の一つとなる．

❶ 間違い探し

3～4人でチームを作り，AチームとBチームに分かれる．最初にAチームがBチームの服や帽子，靴，ベルトなど身につけているモノを20秒間よく見て覚える．その後，BチームはAチームから見えない場所へ移動し，話し合いながら急いで一人ひとりが身につけているモノを1カ所だけ変える（例：袖をまくる，ボタンを外す，上着を脱ぐなど）．Bチームは再びAチームの前に現れ，並ぶ．Aチームは，話し合いながらBチームのメンバの身につけているモノが変わったところを制限時間内で探し出す．同じことをAチームとBチームが交代して行い，多く見つけたチームが勝ち組となり，負けたチームから勝ったチームの一人ひとりに一言ずつ「今日の服はかっこいい」などと，いいところを見つけて褒める．みんなの笑顔が楽しめるゲームである．メンバーの状態や人数に合わせて時間を変えたり，身につけているモノの箇所を変える数を変えたりする．

❷ ジャンケン伝言ゲーム

最初にジャンケンをして並ぶ順番を決める．そして全員で一列に並び，先頭のメンバーだけリーダーの方に向いてもらい，「チョキ，パー，グー」と言葉を使わずに手だけを使って1回だけ見せる．先頭のメンバから次のメンバーへと見て覚えたジャンケ

ンの順番を手だけ使って，伝言していく（声が出たら注意する）．最後のメンバーは，サブリーダに伝言をして終了となる．最後のメンバーの時には，全員で伝言内容を見ながら「あれー？」とか「自信がないなー」とか「よかった！」などと言い合いながら楽しむ．サブリーダーは伝言内容をみんなに見てもらい，正確に伝わっていったかどうかを尋ねる．みんなで話し合いながら伝わり方がどこで変わったか，そのまま伝わったかどうかを確認する．リーダーから最初の伝言内容をみんなに伝え（大笑いしながら）終了となる．

❸ レストランでの注文場面

　コーヒー，ジュースなどのメニューを書いた用紙と，メニュー表にある飲み物を書いた紙を用意しておく．3～4人でチームを作り，Aチーム・Bチームに分かれる．互いにお客と店員の役になる．例えば，Aチームから1人だけ（1人では難しいメンバーの場合は2人になる）店員の役をして，お客役のBチームが座っているテーブルへ行き，注文を取る．受けた注文はその場で繰り返し言って，メモは取らずに確認する．Aチームの残りのメンバーは離れたところで注文を取る様子を見て，注文の内容を聞いて覚えておく．店員役のメンバーが戻ってきたらAチームの残りのメンバーと注文を確認して，用紙に書いてある品物を選ぶ．「○○さんはオレンジジュースだった」などと名前と注文の品を確認し，Bチームの所へ持って行き，「オレンジジュースは○○さんでしたね」と，確認しながら置いていく．AチームとBチームは交代して行い，注文どおりに出すことができるかを競うゲームである．勝ち負けよりも，どうすれば注文を覚えることができるか，みんなで話し合うことが目的である．注文を取る役のチームは，注文を注意して聞き取り，覚え，注文するチームはメニューを見て自分の注文するモノを短い時間で選び，覚えていなければならない．注文したメンバーが何を注文したか忘れていたり，注文を取ったチームは誰が何を注文したかわからなくなるなど，互いに「何だったかなー」と話し合ったり，残っている品物の名前を書いた用紙を渡すなど，互いのチームから応援されることもしばしば見られる．チームで1人のメンバーを助け合うゲームである．うまくいくとチーム全体でガッツポーズやハイタッチする光景もみられ，楽しいゲームとなる．答えが間違っても1人のメンバーをみんなでフォローし合って，安心感や集団の凝集性が高まるゲームにもなる．

2 病態の意識づけ

　訓練の最初の5分は毎回，名前と自己紹介を行い，病態の意識づけを実施する．準

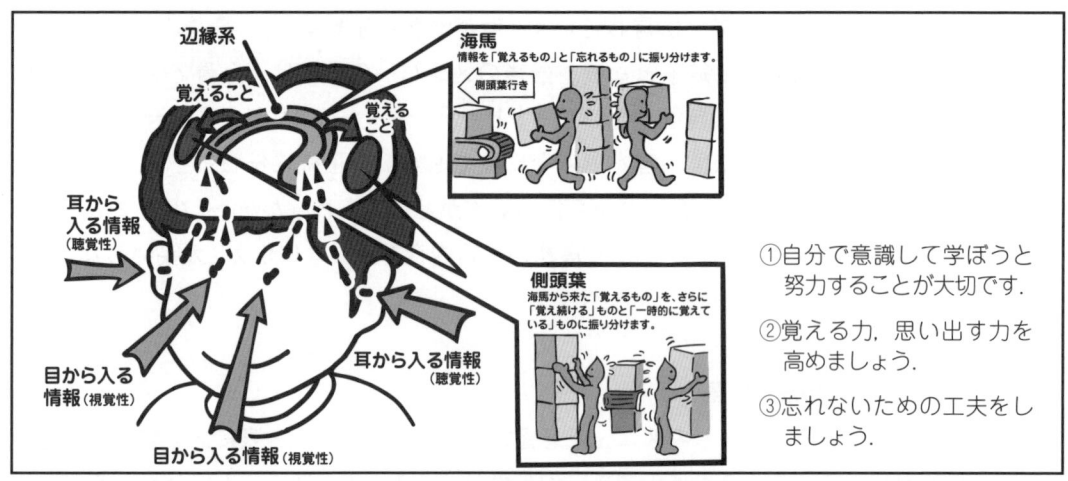

図1 病態（注意・記憶障害）への意識づけ　（中島恵子著「やってみよう！記憶のリハビリ」より）

　備した資料（筆者は『やってみよう！記憶のリハビリ（ゴマブックス刊）』を使用している）から拡大コピーした図を利用する（**図1**）．毎回ごとに，「このグループは注意力と記憶力を高める訓練を行うグループです．みなさんは，これから一緒に訓練をやっていく仲間です．これから注意力や記憶力を高めるためにみなさんと一緒にがんばりましょう．まずは，記憶の成り立ちについて学びましょう」と**図1**にメンバーの視線を集めながら，「海馬は目や耳から送られた情報を，覚えるものと忘れてもよいものとに振り分ける部分ですが，海馬を病気や事故で損傷すると覚えなくてはならないものも忘れてしまいます．側頭葉は，海馬から送られてきた覚えるものを，覚え続けるものと一次的に覚えているものに振り分けます．覚え続けたいことを忘れてしまうと色々なところで困りますね．まず，記憶力を高めるには注意力を高めることが大切です．注意力が高まると記憶する力が高まります．記憶力を高めるためにまず注意力を高める訓練をしましょう」などと簡単に説明し，「病気や事故によって記憶力が弱くなった部分が少しでも回復するように努めましょう．そのためには，『①自分で意識して学ぼうと努めることが何より大切です（自分の病態を認識すること），②覚える力，思い出す力を高めましょう（メモの必要性を意識すること），③忘れないための工夫をしましょう（実際にメモをとる行為につなげること）』」と書いてある文章を読み上げ，メンバーに復唱してもらう．意識づけから最後のプログラムまでは，毎回同じリーダーが行い，メンバーへのプライミング[注3]を図ることが訓練の効果を高める．

注3）：同じリーダーが毎回繰り返し訓練を導入から終了まで続けていくことは，連続して実施する訓練に影響が現れ，訓練の効果を高める．このような効果をプライミング効果という．

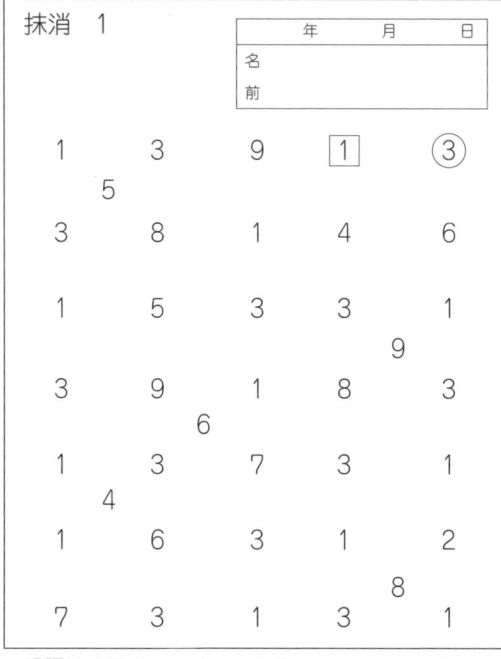

図2 注意訓練1 抹消課題の例
（老人医療センター藤本考案）

※図2の抹消課題は，1〜9までの数字がランダムに並び，1と3の数字は左右に同じ割合で散らばっている．注意訓練1の抹消課題では，左右・中央の数字を偏りなく早くミスなく注意して探すことにより視覚性処理速度が向上し，脳機能全体の情報処理を円滑に行えるようになる．

3 注意訓練

注意訓練では抹消課題，無意味図形の描き取り課題を行う．この2つの注意訓練は，日常生活の出来事に注意を向け，書き残すことへの意識づけを目的としている．

【抹消課題】

まず，抹消課題（**図2**）は，毎回A4の大きさに印刷された課題6枚を1セットにしてメンバーに渡し，数字の

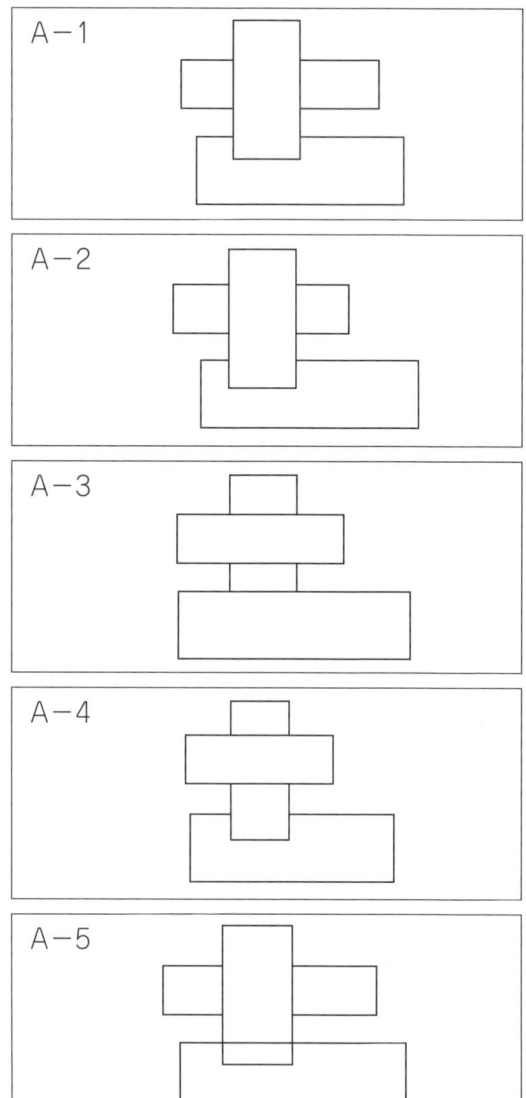

図3 注意訓練2 無意味図形課題の例（即時再生）
（元九州ルーテル学院大学大学院教授 中島考案）

すぐに覚えにくい黒色の線で描かれた無意味な図形を1セット5枚準備する．この5枚の無意味図形は，注意してよく見なければどこが違うのかわかりにくいように描かれている．黒色の線画は，コントラストに敏感に反応する網膜に備わった機能と主観的な輪郭線（ないはずの輪郭線）に反応する二次視覚野の働きを現しやすい．5枚の無意味図形はA-1〜A-5までの横幅の長さが変化したり，重なりが変化したり，透過して重なりの見え方が複雑になっている図形を用いる．これらの無意味図形は，メンバーが集中して取り組まなければならないような課題を設定することで，注意力の持続，選択性の注意，記銘力，全体を把握する力を鍛えることを標的としている．

1〜6頁までの各頁に示された指示どおりに進めるよう説明し，同じ数字ばかり選んで印を付けるのではなく，見つけた順に「○」と「□」を付けるように促す．「3分で6枚の課題をできるだけ，早くミスなく行います」と毎回伝える．開始後，「30秒，1分，1分30秒，2分，2分30秒，−−−−−5秒前−−−−−終わり」と口頭で知らせる．

　このとき，課題の数字が頁ごとに変わるため，指示どおりに課題を切り替えることができているか注意して観察する．切り替えができていない場合は，抹消する課題の数字を指し示し注意を促す．1〜6頁までチェックする箇所は，22，24，26，28，30，34と増え，注意力と視覚処理速度の向上が要求される．答え合わせの時には，必ず一つひとつに色鉛筆でチェックを入れることを指示する．途中でいくつ数えたかわからなくなるメンバーには一つひとつに数字を書き入れるよう促すなど，チェックした箇所がいくつあるのかわからなくなる混乱を予防するための介入が必要となる．同時にチェックミスを見つけるように促すことも大切である．

　課題の狙いと目的：この課題は同時処理という注意機能の改善を目的とする．この課題の同時処理とは，2つ以上の数字を同時に処理する能力のことをいう．同時にこの課題では選択的注意[注4]，注意の転換や注意の持続などの注意機能の改善が期待される．また，数十秒ごとに時間を伝えることで，時間を気にしながら早くミスなく行うことを意識づけると同時に時間感覚を身につけるという狙いもある．

【無意味図形の描き取り課題】

　次に，A4紙5枚を1セットとして渡し，無意味図形の描き取り課題を行う（**図3**）．課題は，黒の線画で描かれた図形の重なりを5枚1セットとし，「注意してしっかりと見てください」と一人ひとりの顔を見て促す．見る準備ができていない者には名前を呼んで注意を促す．そして，1枚につき10秒間提示することを伝え，開始する．10秒後，課題を隠し「今，見たとおりに，図の大きさも同じように描いてください」と促し，配られていた白紙に図形を思い出して描いてもらう（即時再生課題）．この課題は，難易度順に1〜5枚まで並び，A，B，C，D，Eと構成されており，A〜Eを2回，計10回実施する．即時再生は10秒くらいで描けない場合，思い出して描くことは難しいと判断されるので，タイミングよく切り上げ，次の課題へと進める．図形を注意してよく見ているか，描画中に保続[注5]がみられるか（保続があると，以前に見た図形が

注4）：注意機能障害は，外からの刺激に早く反応したり，注意が持続したり，2つ以上の刺激に対して同時に注意を向けたり，状況に応じて注意を転換したりする（以前に経験したことを別のものに変える）ことが上手にできなくなることが原因である．選択的注意とは，周りの状況に気づき，見つける力であり，この抹消課題では○や□で囲む数字以外に他の数字が刺激として並ぶ中から，注意して数字を見つけ出す（選択する）力のことをいう．

変更されても修正できずに，前の課題として見た図形を繰り返して描く行為がみられる）などを観察し，注意して見ていない場合は声をかけ，集中するように促す．

毎回，5枚の課題の即時再生が終了後，答え合わせをする(即時効果)．間違ったところは赤色鉛筆でおのおの描き直してもらう．この訓練は，注意して見る練習のため，図形の形を言うなどの言語を排除し，他の学習効果が入らないようにする．この課題では，「できた人？」と聞いて「○人ですね」と確認する程度で終え，課題の即時再生ができたか，できなかったかを気にしすぎないように次の課題へと進める．この訓練は疲れやすいため15分程度で終了する．

思い出して描けないことの悔しさを表現する参加者には，図形をしっかり見せて正確に描き写すよう促し，正確に描き写すことができるかを観察する．正確に描き写すことができなくても，しっかり描き写すことができたことを褒めることで，達成感が味わえるようにする．「難しいなー」「描けない」「思い出せない」と言いながら「ここまではちゃんと描けていた」「こうだったか…」と振り返ることが次回の訓練参加の動機づけとなる．

抹消の選択的注意課題と無意味図形の即時再生課題は，集計後それぞれコピーして本人に返し，訓練の結果を本人と一緒に家族も見ることができるようにする．

④ **短文記憶訓練**

あらかじめ用意された短い文章（例：アフリカの草原を飛びまわっている動物たちは，ほとんど虫歯がありません．ところが，動物園に来て，しばらくすると虫歯になってしまうのです．チンパンジー，オランウータン，ゴリラといったサルの仲間，人間に近い動物ほど虫歯にかかります）を1回だけ聞き，話の内容をメモに書き取る訓練である．書き取った文章を参加メンバーそれぞれに報告してもらう．短文記憶課題は，難易度順に構成されており，回を増すごとに記憶する内容が増える．具体的には次のように実施する．「お話は1回だけです．注意してよく聞きながらメモを取ってください．メモの取り方は自分のやりやすいように，おまかせします」と言って，大きくはっきりとした声で聞き取りやすい普通の速さで読み上げる．その後一人ひとりに書き取ったメモを見ながら発表してもらい，みんなの発表後，「もう一度読みますからよく聞いてメモした内容をチェックしてください」と伝えて再読し，終了する．短文記憶課題では，最初はメンバーのほとんどが聞いたとおりに書き取ろうとする．そのような時は本人に任せて

注5）：保続とは最初に入った情報（見たり，聞いたり，行動したこと）がその後変更されたり，間違ったりしていても修正することができず，最初の情報をもとに同じことを話したり，同じ動作をしたり，同じ思考を繰り返す状態（症状）の事を言い，反応抑制の障害，概念の転換の障害などがある．保続は新しく学習したり，適応的な機能を獲得したりすることを困難なものにする

おく．訓練の回が重なると，聞いたとおりに書き取っていては話の後半が書き取れなくなることに気づき始める．うまく書き取れないメンバーは，みんなのメモの報告を聞きながら，話の重要な部分だけ書き取れればよいことに気がつき，キーワードだけをメモとして書くように変わっていく．また，1クールの後半になるとリーダーから「短文を聞き取る時のコツは？」などと聞いて，気づきを促す．聞き取れず途中で諦めて書こうとしない人もいるので，諦めないで最後まで聞いて書き取るよう励まし，時には少しゆっくりと読んで，少しでも聞いて書き取る達成感を体験してもらうよう配慮することも必要である．

課題の目的：聞いたことを覚え，少し時間が経ってもその内容を把握している力（聴覚性記銘力）を高め，メモにとる意識をつけることを目的としている．

5 伝言訓練

あらかじめ用意された伝言する内容（例：昨日の夕方，高校時代の友人から電話あり，1週間後の同窓会の出欠の確認があった）を，1回だけ聞いて次の人に伝える練習である．課題は，難易度順に構成され，回を増すごとに記憶する内容が増える．具体的には次のように実施する．グループを3～4人の2つのチームに分け，それぞれのチームで伝言をスタートし，順番に耳打ちしていく．最初は，リーダーとサブリーダーがそれぞれのチームの1人目に，伝言訓練に作った小さなメガホンを使って，ほかのメンバーに聞こえないように耳打ちする．1人目にメモを取ってもらい，メモを見ながら2人目に耳打ちをしてもらう．2人目も伝言をメモに取って3人目にメモを見ながら耳打ちし，3人目，4人目と同じように繰り返し行う．両チームで伝言が終了したら，チームの最後の人に伝言内容を報告してもらう．各チームで，伝言し忘れていることの有無を確認するための話し合いをしてもらったのち，リーダーが伝言した内容を読み上げる．このとき，上手に正確に伝言するコツをみんなで考える．伝える方は聞き取る相手の能力に合わせ，聞き取る方は聞いたことを復唱しながら覚えていくなどの工夫がグループの中で起こるように，意図的な質問をすることも大切である．

課題の狙いと目的：注意しながら集中して聞いたことを，最後まで諦めずにメモにとる意識づけを目的としている．

6 1週間の出来事の報告訓練（メモ・記録）

この訓練では，あらかじめ宿題として出されていた先週1週間の出来事やスケジュールを書き留めた手帳を見て，それぞれが発表する（再生・再認）訓練である．1週間の出来事の中で，印象に残ったこと，困ったこと，食事や見たテレビの内容，新聞や雑

誌を見て関心のあったことなどを短めに手帳にメモしてきてもらい，一人ひとりにグループで報告してもらう．報告されたことはサブリーダーがボードに書いていく．

1日の記録の取り方は，訓練用に作成したタイムテーブルに沿って記録を取るように指導する．日記とは異なり簡便で印象的な言葉を書き残すようにして，報告しやすい記録にしてもらう．

1週間の出来事の報告訓練では，リーダーと報告者が1対1の関係にならないように，報告を聞きながらリーダーは常に全体に視線を配り，声をかけ，同時にグループ全体が集中できるようにグループの状況に応じてグループを活性化させるさまざまなアイテムを考えておくことが必要である．時には，グループを活性化させる方法をその場で考えなければならないこともある．そのようなグループを作りメンバーが孤立しないように働きかけることがリーダーとサブリーダーの役目になる．ノートを見ながら淡々と報告をしたり，黙って聞いていたりするのではなく，笑いながら報告したり，質問して興味を示しながら報告を聞くという賑やかな訓練の時間にすると，集中力や注意力を持続させることができる．たとえば，報告の順番をジャンケンで決め，その後は報告したメンバーが右回りか左回りかを決めたり，次に報告してもらいたいメンバーの名前を言ったりするように，リーダーから促すなどもその一つで，すると「えっ！俺？」とか「やばい，書いてくるのを忘れた！」「1週間前っていつ？」など，意外な発言を聞くことができたりする．その発言からグループ全体の緊張が和らいだり，報告が誰から始まり，どのように回ってくるのかわからないため，ドキドキする気持ちがグループ全体に伝わり，1時間以上行った訓練の終わり頃の少々疲れてきた状態を活性化させることができる．

課題の狙いと目的：記録した手帳の発表というプログラムがあることで，普段，手帳を使わないメンバーに手帳の活用を意識させる目的で行われる．

7 家族参観

9回目の訓練にはメンバーの家族全員に参加してもらうよう前もって案内をしておき，当日は当事者の訓練の様子を後ろの席から見てもらう．訓練終了後，家族も参加して訓練の様子を見た感想を聞く．

8 家族教室

10回目の訓練が終了後，家族教室を行う．家族はグループになり，訓練前と訓練期間中の家庭での様子や訓練を始めてからの本人や家族の意識や日常生活の変化につ

いて，リーダーやサブリーダーがインタビューして応えてもらう．また，訓練場面を見た感想や家族間の苦労や情報交換など行う．

◆ 大事なポイント ◆

① 目的を持って意図的に質問をすること．たとえば「今日は何月何日ですか，○○さんがノートを取り出して調べています．みなさんのノートにも書いてありますか」などと，メモリーノートを活用する場面を作るための質問をする．

② 次の訓練に移るときには，テーブルの上にある前の課題を片付けてから，次の課題を提供し，何のための訓練を始めるのかを確認して，一つひとつの課題にメリハリをつけること．

③ メンバーそれぞれの残存能力をできるだけ引き出すように働きかけ，楽しく訓練を行えるようにする．次の訓練へスムーズに移行するようにすること．（前述のウォーミングアップのゲームなど）

④ 注意が散漫とならないようにリーダーは，メンバー一人ひとりに声をかけ，大きなジェスチャーをしながら課題に誘導し，グループ全体の緊張感を高め，課題に集中できるようにする．

⑤ メンバー全員が発言する場を作り，メンバーが自らの言葉で，自ら動くように，リーダーが意識的に進める．

⑥ 訓練中は，メンバーの注意がリーダーに集中するように，サブリーダーから声をかけすぎないようにする．

⑦ 課題に集中しているときは，なるべく声をかけずに課題への取り組みを促すようにする．

⑧ 各訓練が終了するごとに，「できなかった人も，他の人と比較しないでください．自分の力でできるだけ早く注意してやれたかどうかが重要です．正答数を見たり間違いを探すのが目的ではありません．注意して見たり聞いたりできるようになることが大切です」と伝える．

⑨ 訓練にとってよい質問であれば取り上げ，訓練場面にそぐわない質問のときには，今は何の訓練場面かを確認して話題を切り替えるようにする．

⑩ 他のメンバーの注意をそらす質問には「後で個別に話しましょう」と言って，次の話題に移るようにする．

⑪ リーダーとサブリーダーは，注意訓練や短文記憶訓練，伝言訓練を行った結果，病識を自覚し落ち込みかけるメンバーには，抹消課題でのチェックの失敗や無意味図形描き取り課題での多少の線のゆがみ，記憶違いなどに焦点を当てず，訓練に集中し，が

表2 病識，記憶力，代償手段の自己評価アンケートの質問項目

病識	記憶力	代償手段の使用状況
各問いは，できない〜簡単にできる 5段階自己評価	ほとんど覚えている〜全く思い出せない 5段階自己評価	必ず使用〜使用していない 5段階自己評価
1 家計を管理するのにどのくらい問題がありますか	1 私の記憶は全般的に	1 手帳を使う
2 時間の約束を守るのにどのくらい問題がありますか	2 名前と顔	2 メモをとる（付箋も含む）
3 昨日の夜に何を食べたか思い出すのにどのくらい問題がありますか	3 行事	3 日記を付ける
4 よく会う人々の名前を覚えるのにどのくらい問題がありますか	4 物を置いた場所（例えば鍵）	4 手に書く
5 毎日の自分の予定を覚えるのにどのくらい問題がありますか	5 単語	5 物の置き場所を決める（鍵をぶら下げるフックの利用など）
6 自分がやらなければならない大事なことを覚えるのにどのくらい問題がありますか	6 読んだ事柄	6 タイマーやアラーム時計の利用
7 混乱したときに誰かの助けを頼むとしたらどのくらい問題がありますか	7 直前までしていたこと	7 ホワイトボードやメモボードの利用
8 予測していない変化に適応するとしたらどのくらい問題がありますか	8 人から聞いたこと	8 人に頼む
9 毎日の計画を立てるのにどのくらい問題がありますか	9 これまで行ったことのある場所	9 その他
10 毎日の役割を果たすのにどのくらい問題がありますか	10 命令や指示	

んばって最後まで参加したことを評価し褒めるようにする．

評価

評価は下記のような神経心理学的検査および本人，家族へのアンケートの結果で行う．

① WAIS-R（ウェクスラー成人知能検査）
② WMS-R（ウェクスラー記憶力検査）
③ Trail-Making-Test・Part A・B（TMT：注意力検査，A：選択的注意，B：配分的および転換的注意，**図4**）
　　訓練の開始時，中期，終了時の3回実施し，課題に3分以上かかった場合はスケールアウトとする．
④ 訓練前後の自己評価アンケート（病識，記憶力）（**表2**）
⑤ 訓練前後の代償手段の使用状況アンケート（**表2**）
⑥ グループ訓練アンケート
　　アンケートは1）グループ訓練に参加されていかがでしたか，2）注意力訓練（図形の記憶）はいかがでしたか，3）注意力訓練（時間を気にしながら早くミスなく行う）

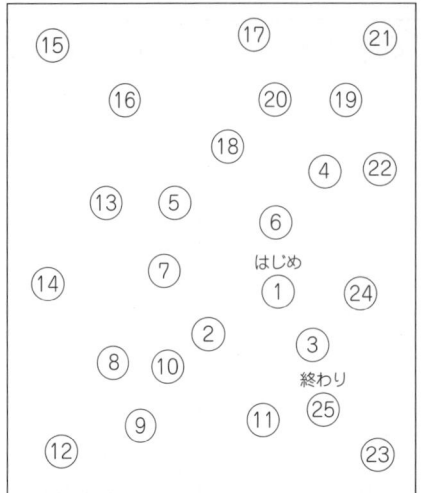
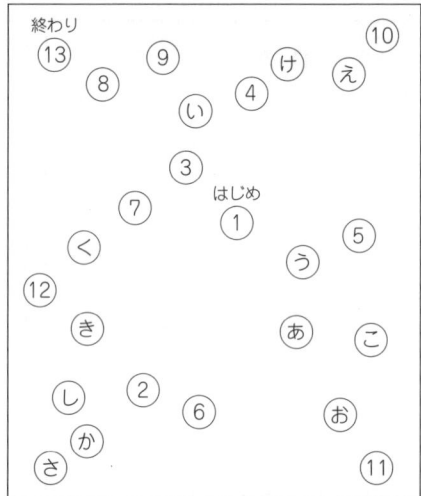

図4 訓練の前後に実施したTMT（Part A）（Part B）

はいかがでしたか，4）短文の記憶訓練はいかがでしたか，5）伝言訓練はいかがでしたか，6）1週間を振り返って手帳を見ながら発表するはいかがでしたか，7）グループ訓練についてのご意見ご感想など何でもお書きください，という項目からなっている．

⑦　グループ訓練参加についての本人と家族の感想
⑧　訓練後の家族へのアンケート（本人と家族の意識および日常生活の変化）
　　訓練に参加しての，1）本人の意識，2）家族の意識，3）日常生活，の3つの項目それぞれの変化について記入してもらい，報告してもらう．

事例紹介

グループ訓練の実際例を紹介する．

1. 対象

　対象者は，男性6名，女性1名の計7名（表3）．対象者（参加者の多発性脳梗塞をもつ対象者は未実施）のWAIS-R（ウェクスラー成人知能検査）の平均IQは，言語性IQ91（82～112），動作性IQ85（65～102），全IQ87（71～108）であった．下位検査の特徴は，ばらつきが大きかった．言語性評価点では4名において「理解」が3～5点と低かった．しかし，動作性評価点では「絵画配列」が全員8～11点と平均値に近

表3 対象者（グループ訓練参加者）

A氏	脳挫傷による左側麻痺	男性 52 歳（受傷後 2 年）	外来
B氏	心疾患による心停止低酸素脳症	男性 27 歳（受傷後 9 年）	外来
C氏	感電による心停止低酸素脳症	男性 24 歳（受傷後 1 年）	外来
D氏	脳腫瘍による右前頭葉全摘出	男性 36 歳（受傷後 6 年）	外来
E氏	多発性脳梗塞による左側麻痺	男性 61 歳（受傷後 4 年）	入院
F氏	脳挫傷による右側麻痺	男性 36 歳（受傷後 1 年）	外来
G氏	脳挫傷による右側頭葉障害	女性 51 歳（受傷後 3 年）	外来

対象者：7名（男性6名，女性1名）（外来6名，入院1名）

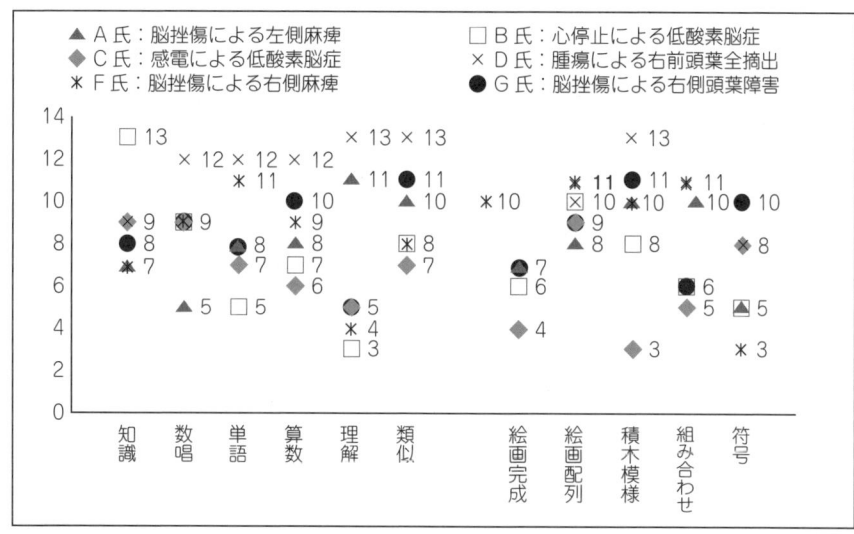

図5 WAIS-Rの下位検査症例6名の言語性と動作性の評価点

かった（**図5**）．WMS-R（ウェクスラー記憶力検査）の特徴も指標得点のばらつきが大きく，言語性記憶と一般性記憶の指標は60〜110の範囲にあり，3名において遅延再生が50程度，視覚性記憶は1名を除き55〜80の範囲にあった．注意/集中力は70〜110の範囲にあり，比較的ばらつきが少なかった（**図6-1**）．

　このグループのWAIS-RとWMS-Rの検査結果は，下位検査に大きなばらつきがみられた．視覚性再生Ⅰ・Ⅱのパーセンタイルは全員が低く，特に視覚性再生Ⅱの低下は著しい（**図6-2**）．この結果から，注意力や記憶力に障害のあるグループには，視覚情報処理機能（視覚的全体把握力，空間認知力，視覚処理速度，視覚性注意）や，同時処理，注意の持続，選択性の注意，記銘力などを高めるため，直接的訓練として標的となる機能に的を絞って訓練をすることが必要である．その訓練には，抹消課題や無意味図形課題，短文記憶訓練，伝言訓練などが効果的と考えられた．これらの訓練は，注意してよく観察し記憶しようとする力を高めようとすることによって，脳全体の機能を活性化させることにもなる．

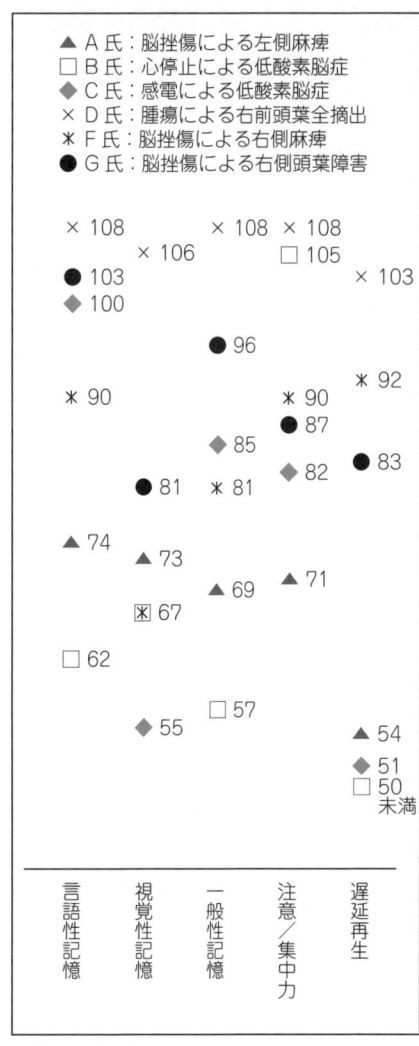

図6-1 WMS-R 指標得点

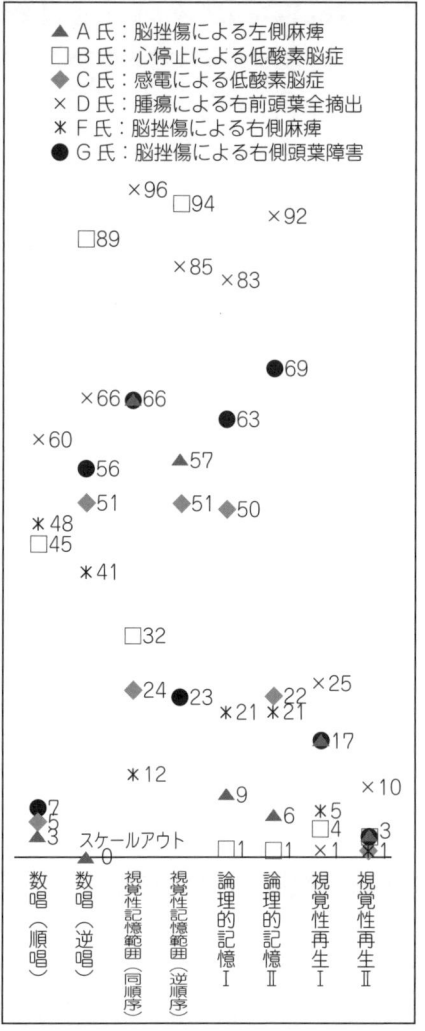

図6-2 WMS-R パーセンタイル

　これらのグループで訓練を実施するうえで注意しなければならないのは，複雑な言葉かけをしないこと，理解しやすいように単純化された言葉を選ぶこと，課題には単純化され繰り返し同じ課題を利用すること，課題の説明は1回毎に同じように話すことなどである．これらの訓練は，比較的高い機能を持っている患者に合わせると機能の低下している患者にはついていくことができなくなるため，注意・集中力を高めるために課題の量を一定程度多めにしておく必要がある．

2. 訓練の実際

　前出の**表1**のスケジュールに沿ったプログラムで，毎週1回，朝10時30分から1時間30分程度，途中から5〜10分の休憩を入れながら実施した．スタッフは筆者（リーダー）とサブリーダーの2名で，機能訓練室（40㎡）で実施した．

　1週間の出来事の報告訓練の最初は，ノートに書いてきたことをすべて報告してもらうようにした．記録してきたことをみんなに知ってもらい「すごいねー」とか「そんなことがあったの？」など，メンバーから驚きや励ましの声がかかるように，リーダーやサブリーダーが率先してポジティブな意見や感想を報告者に声かけするようにした．メンバーから声がかからないときには，リーダーから報告しているメンバーに報告された出来事について質問をしたり，そのときの気持ちや感情を聞き出したりした．するとメンバーから「そうだよね，自分と一緒」とか「忘れるよね」などと共感が示されたり，隣のメンバーとの会話が始まったりした．そのようなやりとりができるようにリーダーから声をかけることもあった．報告中にほんの少しこのような時間を持つことで報告者の話に集中できるようになることもあった．また，報告するメンバーには，そのときの出来事とそのときの気持ちや感情も記録するように，「次回は気持ちや感情も記録すること」とメモに記録してもらうようにホワイトボードに書いたりもした．慣れてくるとゲーム感覚で「報告する時間を一人1分以内にまとめて下さい」とか「次の人はどこを話すかノートの日時を見ておいてください」などと声をかけ，ボーッと聞いている時間がないようにした．1週間の出来事のメモを取り忘れたり，報告することが少なかったりするメンバーにとっては，1分間が意外に長い時間になる．何も話すことのない1分間とならないようにリーダーから質問したりメンバーに「質問はありませんか」と声をかけたりして，ノートに記録されていないことを思い出してもらうように働きかけた．訓練も後半になって報告に慣れてくると，リーダーが促さなくても，自然と報告者に注意を向け，話に集中し，自ら質問をするようになったメンバーもいた．この訓練では，報告者が混乱しないように，リーダーやサブリーダーが目的意識をもった質問や声かけをすることが大切である．

　毎回，訓練が終了する時には必ず「今日の訓練を振り返って感想を一言，どうぞ」とメンバーに声をかけ，一人ひとりから感想を聞いた．メンバーから「難しかった」「今日はうまくできた」「おもしろかった」など，今の気分が言えるように焦点を当てて聞いた．その感想を1週間の出来事の報告の最初に書いてもらうようにしたこともあった．

　毎回，訓練の終わりには，リーダーもサブリーダーも，今回の訓練でよかったことを振り返り，次回も訓練に参加したい気持ちになるよう動機づけを意識して，感想を言うようにした．

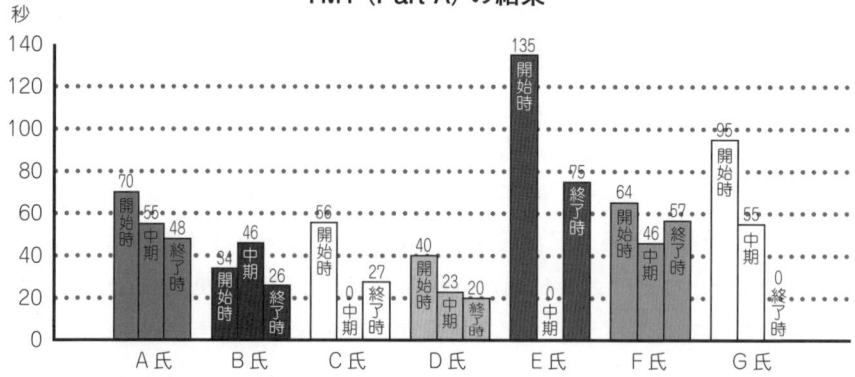

参加者全体の平均をみると,開始時は70.6秒,中期は45.0秒,終了時は42.2秒と訓練回数が増えていくごとに処理速度が速くなっている.A氏は70秒,55秒,48秒と訓練の効果がみられる.
「0」は,検査に参加していないところ.

図7 参加者全員のTMT (Part A) の結果

表4 TMT (Part A) の訓練前後の比較 (ウィルコクソンのT検定)

被験者	訓練後	訓練前	差	符号	絶対値の順位
A氏	48	70	22	＋	3
B氏	26	34	8	＋	5
C氏	27	56	29	＋	2
D氏	20	40	20	＋	4
E氏	75	135	60	＋	1
F氏	57	64	7	＋	6

T＝0 N＝6−0 $p<0.025$,（片側検定） $p<0.05$,（両側検定）

T＝0は,ウィルコクソンのTの臨界値付表に示されている0.025水準であり,訓練後の結果は,訓練前の検査より2.5％水準で有意に高く（ただし,両側検定では$p<0.05$）,訓練の効果が統計的に有意に存在するといえる.被験者の一人G氏は,10回目の訓練に欠席したためデータが欠落した.

3. 評価

❶ WAIS-R（訓練前6名,訓練後3名で実施）

訓練後にWAIS-Rを実施した3名では,1名において言語性IQが5ポイント,動作性IQが4ポイント,全IQが4ポイント上がった.そのほかの2名には概ね変化がなかった.

❷ WMS-R（訓練前6名,訓練後2名実施）

訓練前・後ともWMS-Rを実施した2名では,1名（A氏）において注意/集中力の得点が12ポイント上がった.もう1名（D氏）は注意/集中力の得点が11点下がった.注意/集中力の低下した右前頭葉全摘出のD氏のWMS-Rは,下位検査の指標から,訓練前の検査では,一般的記憶と注意/集中力の指標は108で,その差はなかった.

しかし，訓練終了後の一般的記憶の指標は117，注意/集中力は97と差があり，5%有意水準で統計的に有意な指標間の差があった．また，下位検査の粗点とパーセンタイルから，訓練前は視覚性記憶範囲の同順序は96，逆順序が85でその差は11であったが，訓練後の視覚性記憶範囲の同順序は75，逆順序では25と，その差は50の低下があった．訓練後の定期健診の結果，前頭葉に腫瘍が再発し病状が進行していることを主治医から知らされたと，D氏より報告があった．訓練後の注意・集中力の低下は病状が進行したためと考えられる．

❸ Trail-Making-Test（TMT）：Part A・B

訓練の開始時，中期，終了時の3回実施したTMT：Part A・Bは，それぞれ3分間で終了し，最後までできない場合はスケールアウトとした．対象者7名の脳損傷部位や年齢，受傷後の年数は異なるが，訓練によって，全員のTMT（PartA）の結果が改善し，視覚処理速度が向上した（**図7**）．訓練前後のTMT（PartA）の結果は，10回目に参加した6名の結果から，訓練前の平均は66.5秒，訓練後には41.3秒であり，ウィルコクソンのT検定を実施し効果を調べた結果，$T=0$，$N=6-0$，2.5％水準（ただし両側検定では，$p<0.05$）で，訓練の効果には統計的に有意な差があると示唆され，注意・記憶のグループ訓練の結果，TMT（Part A）の視覚処理速度が有意に向上している（**表4**）．

❹ アンケート結果からの評価

訓練前後の自己評価（病識，記憶力），代償手段の使用状況，グループ訓練アンケート，グループ訓練参加についての感想，家族へのアンケート（本人と家族の意識および日常生活の変化）については，以下に紹介する全10回の訓練に欠席なく参加のあった症例A氏の例を参照されたい．

＜症例紹介＞ A氏：52歳，男性

自転車を運転中，用水路に転落し，脳挫傷による急性硬膜外血腫となり，左半身が麻痺していた．職業は大工であったが，受傷後，大工道具が持てなくなったことや図面が引けなく

注6）：日本版BDI-Ⅱ（Beck Depression Inventory-Second Edition）は，21項目の質問からなり，今日を含むこの2週間の気持ちに最も近い文章を選択する抑うつ質問票であり，世界的に最も広く使用されている．40点以上は極度のうつ状態とされている．

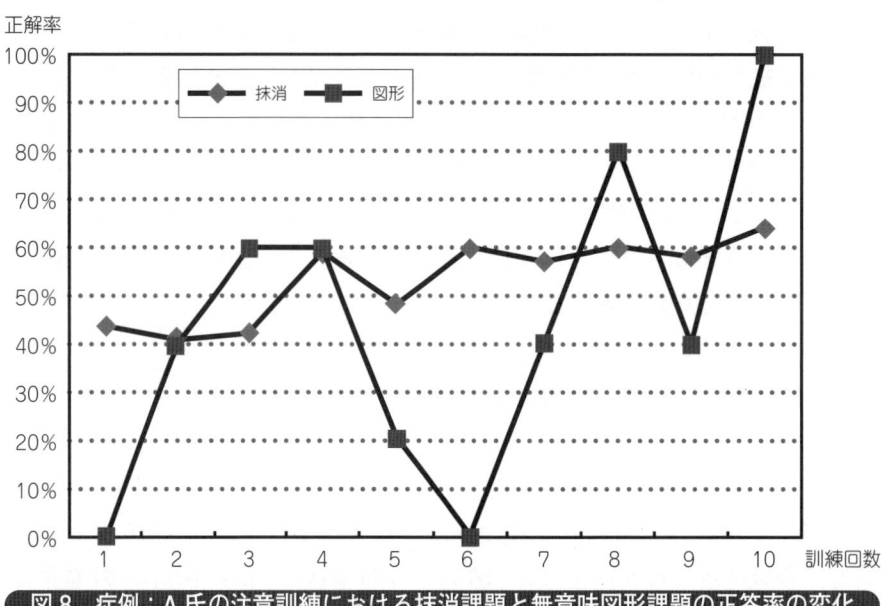

図8 症例：A氏の注意訓練における抹消課題と無意味図形課題の正答率の変化

なったことで落ち込み，イライラ感，不眠，集中力の低下を訴えていた．BDI-II[注6)]では重症のうつ状態(46点)であった．妻の運転する車に乗って片道2時間かけて訓練に来ていた．
A氏は，グループ訓練の全10回に参加し，神経心理学的検査もすべて受けた参加者である．

1）訓練中に観察されたこと
① 課題が自分の思っていたようにはできなくてイラついていた．能力のちぐはぐさを感じはじめた．
② 感想を発言している途中，笑いが止まらなかったり，涙ぐんだりする症状がみられた．
③ 課題には，メンバーに励まされながら積極的に取り組み，「細かいところに注意しなければならない」などの気づきが現われた．
④ 1週間の出来事の報告訓練では回を重ねるにつれてメモの量が増え，「朝の連続ドラマを見て，午後もう一度見ている．どれだけ覚えているかがわかるのでとてもよい」など工夫していることを話された．

2）評価

❶ 神経心理学的評価

訓練中，おかしくもないのに笑いが止まらなかったり，悲しくもないのに涙が止まらなかったりしながら，訓練の回数が重なるごとに注意・集中力の向上が観察され，

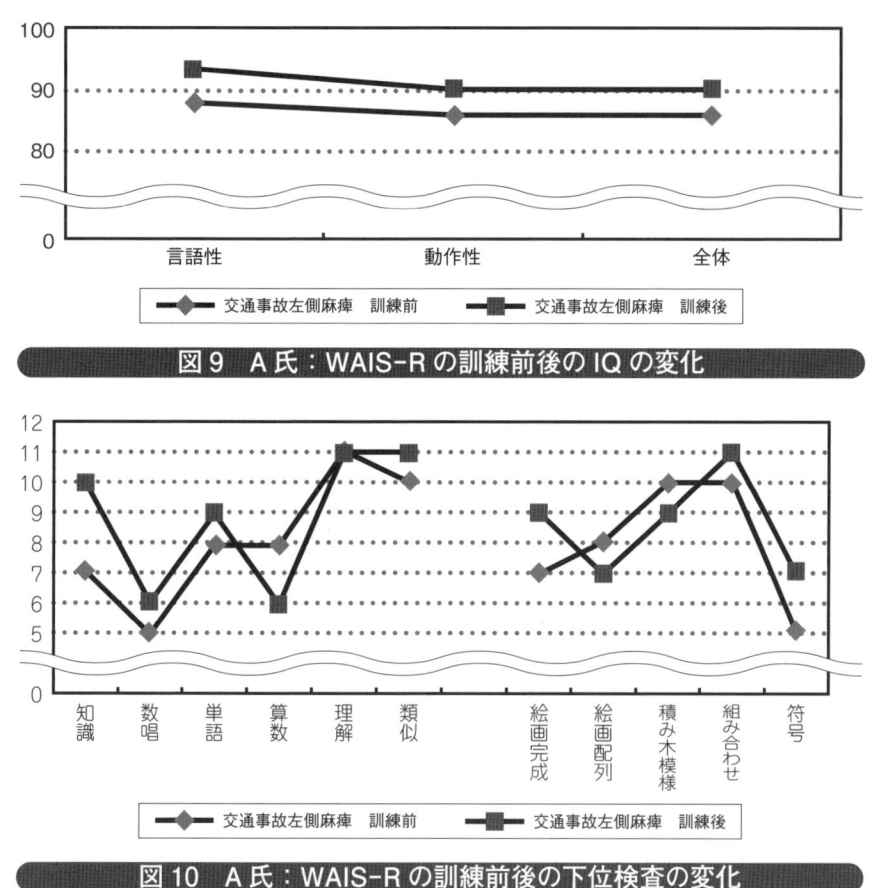

図9 A氏：WAIS-Rの訓練前後のIQの変化

図10 A氏：WAIS-Rの訓練前後の下位検査の変化

注意訓練の正答率が上がっていった(図8).

　訓練前後のWAIS-Rを比較すると，言語性IQが5,動作性IQが4,全IQが4上がった**(図9)**.下位検査では算数や絵画配列と積み木模様がわずかに下がった.そのほかの項目の評価点では1～3点上がっているが有意な差はない(**図10**).WMS-Rでは，注意/集中力の指標が12上がった**(図11)**.TMT(Part A)は，開始時では70秒，終了時には48秒と速くなった.訓練によって，記憶への注意/集中力と視覚性の注意力と処理速度が向上したことがわかる.WMS-Rの視覚性再生Ⅰ・Ⅱ(**図11**)のパーセンタイルには大きな変化は現れていないが，視覚性記憶範囲(同順序)のパーセンタイルは80パーセンタイルを超えている.WAIS-Rの絵画完成，組み合わせ，符号が改善し，変化にすばやくかつ柔軟な対応ができるようになったと考えられる.評価結果より日常生活において，注意・集中して聞いたことや見たことを忘れないうちに早くメモ帳に記録することが，訓練前よりできるようになったと考えられた.

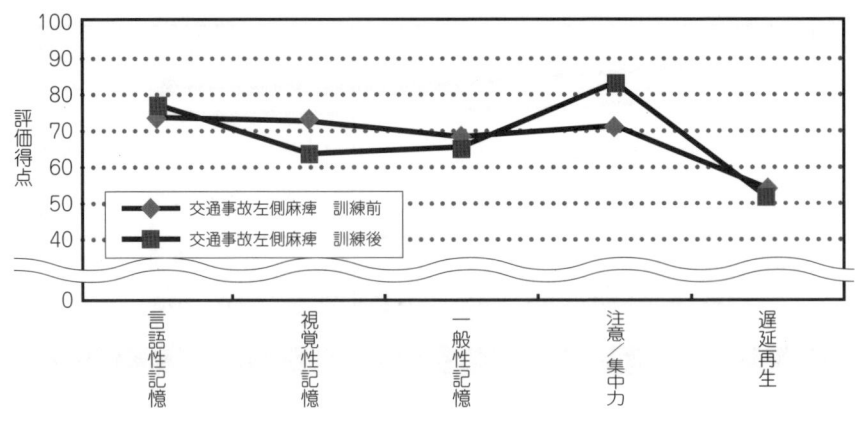

A氏　WMS-R下位検査の指標

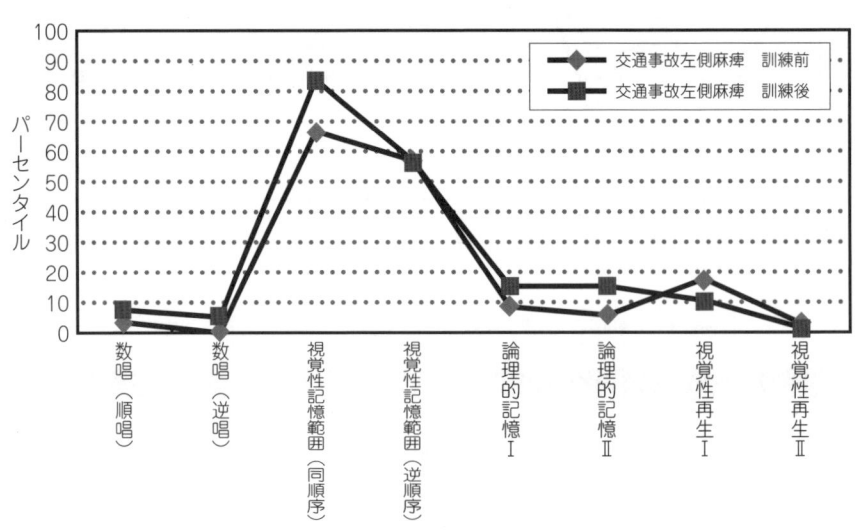

A氏　WMS-R下位検査のパーセンタイル

図11　A氏：WMS-Rの訓練前と後の変化

❷ **訓練前後の自己評価・アンケート**（病識，記憶力，代償手段）

　アンケートにて「グループ訓練の最初は訓練についていけない気がした．注意力訓練はなんとかできたが，短文記憶訓練や伝言訓練は難しかった．メモやノートに記録するのが難しかった．グループ訓練に参加して自分を見ることができた」という感想を書かれた．訓練後の病識・記憶・代償手段のアンケート（**図12，図13**）では，病識は高まり，記憶力の弱いことを自覚．計算機，タイマーやアラーム時計をよく使うようになった．忘れないように確実に手に書き留めたりメモや手帳に書いたりすることができるようになった．

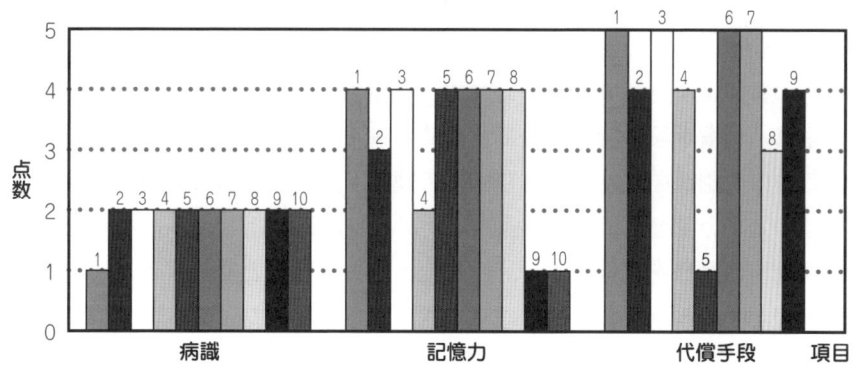

病識ではほとんどの質問項目で「大変難しい」を選んでいるが，記憶力の項目では場所や命令指示について「ほとんど覚えている」と自己評価している．しかし，実生活では覚えていないことが多いので病識は乏しいことがうかがえる．代償手段では手帳やメモはほとんど使わないか，まれに使用している．タイマーやアラーム時計は使用していない．
※各質問項目の内容については表2（15頁）参照のこと（グラフ上の番号は質問項目の番号）

図12　A氏の訓練開始時の自己評価の結果

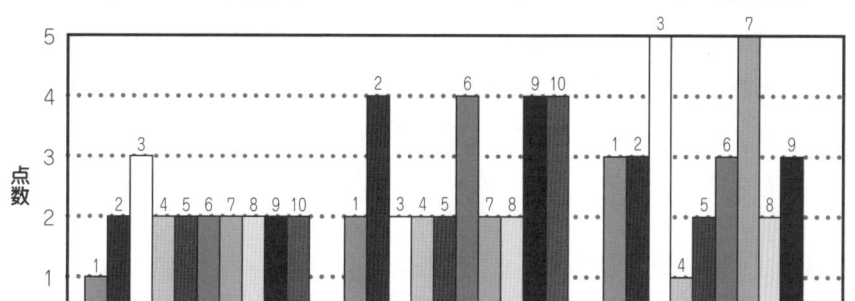

病識ではほとんどが「大変難しい」と変わらない．記憶力は場所や命令指示について「よく忘れる」と自覚し病識がついてきていることがうかがえた．代償手段では手帳やメモをときどき使用し，手にメモすることを必ず行うようになり，タイマーやアラーム時計もときどき使用するようになった．
※各質問項目の内容については表2（15頁）参照のこと（グラフ上の番号は質問項目の番号）

図13　A氏の訓練終了時の自己評価の結果

❸ 訓練後の家族へのアンケート（本人と家族の意識および日常生活の変化）

　A氏の家族より「何をすることがリハビリかわからなかったけど，実践することが具体的にわかってよかった．このような訓練がもっと日常的にやれたらもっと効果がでて，生活の変化にもつながるのではないかと思います．日常生活の変化では，机に向かう意識がでてきた．体を動かすことしかしなかった人が，テーブルに向かって何か書いたり，宿題をしたりするようになった」という感想があった．

3）効果の考察

訓練への参加によってA氏は，注意力，集中力の向上が観察された．同時に障害の自覚が促され，代償手段の獲得として日常的にメモや手帳を利用するようになり，また日常生活の中にも訓練を取り入れる（NHKの連続ドラマを1日に繰り返し見てどれだけ覚えているかという訓練）など，積極的にリハビリに取り組むようになった．家族は，高次脳機能障害の訓練を見学したり，同じ悩みをもつ家族と交流することによって，高次脳機能障害と夫の現状を具体的に理解できるようになった．妻へのアンケートにて，夫が日常生活の中でリハビリに励むようになった姿が記述されていた．

今後の展望

筆者は精神科病院勤務であり，本病院内にて注意・記憶障害の訓練を行うことは，参加者や家族がとまどわれるのではないかと心配した．しかし，高次脳機能障害の認知リハビリテーション（注意・記憶障害）を実施している機関は少ないため，家族と参加者には，訓練の効果に強い期待があったと思われる．そのため，精神科病院での訓練に遠方から参加されたのだと思う．訓練を終わるとき，訓練の継続を参加者と家族が強く希望された．それは，まだ高次脳機能障害者への支援が不十分であり，その後の生活や訓練に対する強い不安があったからだと推測される．

現在，交通事故や脳血管障害などによる脳損傷により注意・記憶障害を持ちながら，適切な訓練を受けている当事者は少数である．筆者の勤務する精神科病院では精神科デイケアに高次脳機能障害者を受け入れ，週2回の訓練プログラムを実施している．訓練プログラムに参加しながら，通常のデイケアプログラムにも参加し，対人関係や社会性なども含めた機能の回復を目指している．精神科デイケアには，年齢や性別の枠はなく，多様な精神疾患をもった患者が通所し，デイケアそのものが小さな社会であり，その模擬社会の中で失敗や戸惑いが許容されながら，安全な枠組みの中でさまざまな役割を担うことになる．デイケアでは，高次脳機能障害者本人に参加するプログラムを自分で決めてもらったり（日常的に必要とする発動性の向上を目的とする），参加したプログラムの内容を忘れないようにメモリーノートの活用を促すことや，各プログラムを体験した感想，その日1日を振り返る「終わりの会」でノートを見たり記憶をたどったりしながらプログラムの振り返り報告するなど，スタッフが目的を持って意図的な関わりをしていくことでさまざまな体験が訓練となり得る．そのためには，高次脳機能障害についてスタッフ全員が知識を得て，「目と構え」を意識し，意図的に実践することが求められる．

今後は，医療，福祉，さらに教育，行政関係からの支援をさらに発展させ，高次脳機能障害者

の日常生活や就労，家族支援について，きめ細かなアプローチをしていく必要がある．その最初の訓練として，脳機能回復の効果がわかりやすい直接的訓練としての注意・記憶訓練は，訓練の方法を学び，訓練をする適当な場所を確保することができれば，各デイケアやリハビリテーション病院の外来，生活支援センターや市町村の保健所などでも実施することは可能である．

　今後の課題として，子どもから高齢者まで対象者に合った訓練のデザインを考案し，効果判定を怠らないようにすることが挙げられる．そのためには，発症の早い時期から行う領域特異的な機能への直接的訓練を実施している関係者がそれぞれの情報を交換し，わかりやすく，より効果的なプログラムの開発が必要である．

　最後に，参加された方々が最後まで意欲的に訓練に挑み，10回の訓練終了後も意欲的にリハビリテーションに励んでいることを知る機会があったが，このグループ訓練の効果がその後も続き，回復への意欲につながっていることは，筆者自身これからの臨床実践への心強い励ましとなっていることを伝えたい．

[謝辞]
　今回のグループ訓練実施では，特別医療法人芳和会理事長 菊陽病院樺島啓吉先生，元九州ルーテル学院大学大学院中島恵子教授のご指導をいただきましたことに心より感謝申し上げます．

[付記]
　本稿は九州ルーテル学院大学発達心理臨床センター紀要第6号の原著を加筆，修正したものである．研究論文のご指導をいただきました中島恵子教授には心より感謝申し上げます．

[参考文献]

江藤文夫，武田克彦，他・編（2004）：高次脳機能障害のリハビリテーション Ver. 2. 医歯薬出版.
橋本圭司（2006）：高次脳機能障害ーどのように対応するか．PHP研究所.
鹿島晴雄，加藤元一郎，他（1999）：認知リハビリテーション．医学書院.
川上昇八，中島恵子（2007）：高次脳機能障害者への認知リハビリテーション．九州ルーテル学院大学発達心理臨床センター紀要第6号，pp65-73．
松岡恵子，藤田久美子，他・訳（2004）：高次脳機能障害のリハビリテーション．新興医学出版社.
中島恵子（2009）：理解できる高次脳機能障害．三輪書店（「脳の障害と向き合おう！(ゴマブックス)」改訂版）.
中島恵子（2006）：各症候に対するリハビリテーションの実際ー注意障害．宮野佐年，三上真弘・編：MB Medical Rehabilitation 高次脳機能障害リハビリテーション実践マニュアル，No70, pp93-100.
中島恵子（2003）：やってみよう！記憶のリハビリ．p18．ゴマブックス.
中島恵子（2002）：家庭でできる脳のリハビリ「注意障害」編．ゴマブックス.
中島恵子（2001）：脳の障害と向き合おう！．ゴマブックス.
中島恵子，坂本一世，他（2001）：記憶障害へのグループ訓練の試み．認知リハビリテーション2001. pp58-62．新興医学出版.
杉下守弘・訳（2001）：日本版ウエクスラー記憶検査法（WMS-R）．日本文化科学社.
田川皓一・編（2004）：神経心理学評価ハンドブック．西村書店.

前頭葉障害への思考シミュレーション訓練
－病態認識改善の試み－

馬屋原　誠司

はじめに

　脳血管障害や脳外傷等により前頭葉の損傷を抱える人には，認知機能の基盤となる注意・記憶等の脳機能の改善が示されても，前頭葉障害による社会的行動障害と呼ばれる行動障害を呈する人が多い．社会的行動障害として主に3つの行動変容が現れる．第1に「発動性の低下」と呼ばれる行動への意欲の障害（何もしたくない，怠け者と見られる），第2に「脱抑制」と呼ばれる行動の障害（些細なことで爆発するなどの本能的な問題行動），第3に「遂行機能の低下」と呼ばれる行動の障害（計画を立てること，計画どおりに実施することが難しい）である．さらに，このような問題が発生していても，本人自身は行動障害の病態を認識しておらず（病態への気づく能力が低下していることを，病態認識の低下と呼ぶ），人間関係でのトラブルを回避するための対応や予防的行動を取ることができず，高次脳機能障害を抱える人の生活や社会への復帰・適応を妨げている．

　この病態認識の低下について，Prigatano[1]は，頭部外傷患者のリハビリテーションにおいて自己意識性の障害を評価し，治療的手段を講ずることの重要性を強調している．

　われわれは社会的行動障害に深く関与する病態認識の低下を改善させるために，前頭葉機能の基盤となる脳機能を直接に活性化することを意図した試みとして，独自に作成した思考シミュレーション訓練（Simulated Thinking Approaches，以下「S.T.A」）を行っているので，本稿で紹介する．この訓練は，馬屋原[2]が作成した「前頭葉障害への神経心理学的な段階的治療仮説」（以下「段階的治療仮説」）（**図1**）を訓練に活用し，当事者の小集団にグループ訓練として施行しているものである．

目的

　S.T.Aは，訓練を通じて前頭葉機能の活性を高め，病態認識の改善とともに適応行動（代償手段の活用，適切なコミュニケーション等）を促進する効果があり，社会的行動障害（前頭葉障害としての①発動性の低下，②脱抑制，③遂行機能の低下）の改善が期待される．

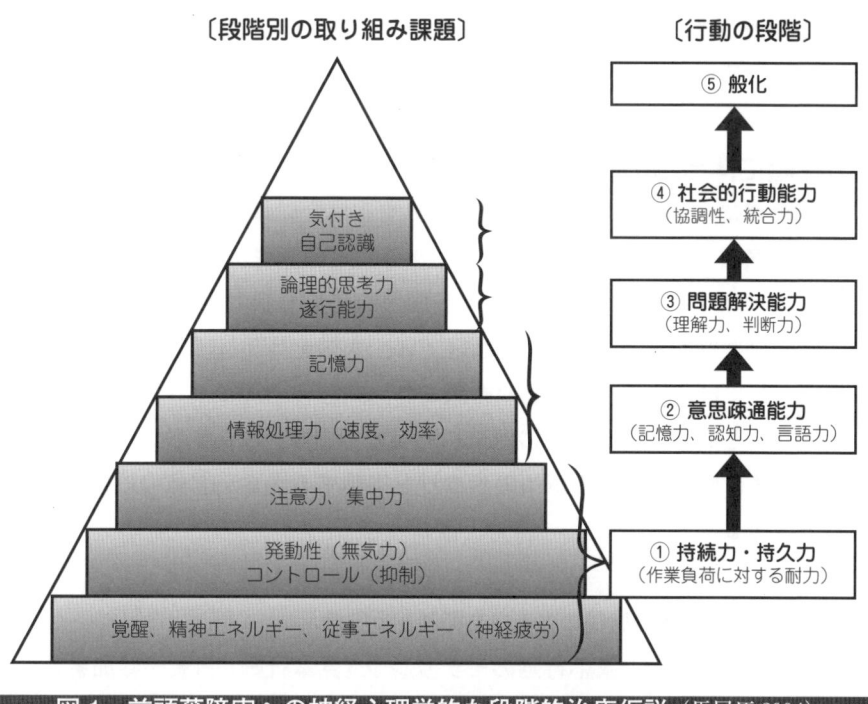

〔段階別の取り組み課題〕　〔行動の段階〕

ピラミッド図（下から上へ）：
- 覚醒、精神エネルギー、従事エネルギー（神経疲労）
- 発動性（無気力）コントロール（抑制）
- 注意力、集中力
- 情報処理力（速度、効率）
- 記憶力
- 論理的思考力 遂行能力
- 気付き 自己認識

行動の段階（下から上へ）：
① 持続力・持久力（作業負荷に対する耐力）
② 意思疎通能力（記憶力、認知力、言語力）
③ 問題解決能力（理解力、判断力）
④ 社会的行動能力（協調性、統合力）
⑤ 般化

図1　前頭葉障害への神経心理学的な段階的治療仮説（馬屋原2004）

思考シミュレーション訓練（S.T.A）による病態認識へのアプローチ

1．病態認識の改善

　　S.T.A は，ソーシャル・スキル・トレーニング（Social Skills Training；SST）[注1]などの認知行動療法的な取り組みにより病態への認知を高めるアプローチとは少し異なり，病態認識の基盤となると仮説設定した前頭葉の認知機能そのものの活性化をめざした訓練である．また，これまでアプローチが困難とされた病態失認（疾病失認）と呼ばれるまったく病態を認知しないケースに対しても，モニタリング（行動観察）アプローチ[注2]により取り組むことを可能としている．これは具体的には，視覚的な刺激として比較的にわかりやすいグループ内他者の多数の参加者が実施している行動目標を同様に実施することを，行動観察から効果確認と他の参加者からの期待・要請（ニーズ）

注1）ソーシャル・スキル・トレーニング；カリフォルニア大学ロサンゼルス校の医学部精神科のロバート・リバーマン教授（Robert Paul Liberman）が考案したもので，困難を抱える状況の総体を「ソーシャルスキル」と呼ばれるコミュニケーション技術の側面からとらえ，そのような技術を向上させることによって困難さを解決しようとする技法である．

注2）モニタリング（行動観察）アプローチは小集団の仲間の行動観察を通じて，成功体験を間接的に体験し，集団随伴性（集団内の相互作用）を用いた介入により標的行動への行動化を促すアプローチである．

に応える動機づけから集団行動を進める中で，他者の適応行動に合わせた行動化を促すアプローチである．

2. 病態の認識に伴う負の感情の低減

　　前頭葉障害による病態認識へアプローチする場合には，脳損傷等による認知障害により自身の病態を認識することが困難であることの病態失認的側面へのアプローチと同時に，精神症状としての障害否認の問題として取り扱われてきた側面についてアプローチする必要性がある．S.T.Aの訓練では，病態を認知していったん高まりを示した負の感情がしだいに低減することが経験され，病態の認知により引き起こされる抑うつ的，落ち込みといった負の感情の低減にも有効である．S.T.Aではこれらの負の感情が低減するために必要な①負の感情の高まりを抑制する働き，②負の感情を低減する働きがあると考える．

❶ 病態の認知による負の感情の高まりを抑制する働き

　S.T.Aにおいては，①適応行動のモデリング（見本行動）刺激，参加者からの励まし刺激などから自己の問題解決への意欲を高める，②小集団の緊張感などから集中モードへの切り替えを体験する刺激，③毎週の訓練の際に，ワークシートに従って個人別に病態への行動目標に対する自己評価・自己調整という解決思考パターンの模擬体験（思考シミュレーション）を通じて，計画的に知覚耐性を高める訓練を実施する，ことによって負の感情の抑制力が活性化されると考えられる．

❷ 病態の認知による負の感情を低減する働き

　S.T.Aにおいて，下記4つの要因から，負の感情の低減が図られると考えられる．
　第1に認知行動課題を通じて小集団の他の参加者からの励ましや小集団への帰属意識からの安心感，第2にワークシートの教示する導入に従って，自分自身で病態への行動目標に対する自己評価・自己調整し，再度，行動目標を定めることが可能となること（自発性の発揮），第3に小集団としての取り組みと，個別の問題点への行動目標による取り組みが共有され，問題解決に向かって共同して取り組む小集団の仲間意識を体験する刺激，第4に病態を認知して本来なら負の感情を体験する過程が，訓練で逆に適応的な行動がとれることで成功体験を経験し，自己肯定感を感じられることである．

表1　訓練手順とスケジュール

期間	課題	時　　間	内　　容
前期8週間	①注意課題	10：00～10：15（15分）	ラジオ体操・音読
		10：15～10：50（35分）	視覚性注意課題
		10：50～11：00（10分）	休憩（コーヒータイム）
		11：00～12：00（60分）	視覚性注意課題
	備品	課題プリント	
後期12週間	②認知行動課題	10：00～10：15（15分）	ラジオ体操・音読
		10：15～10：30（15分）	ワークシート記入
		10：30～11：50（80分）	発表・フィードバック
		11：50～12：00（10分）	総括・宿題確認
	備品	ワークシート，スケジュール手帳	

対象

　訓練を進める前提条件として，会話が成立する言語能力と短期記憶力およびメモができることを必要としている．そのため，受傷・発症の急性期を除く，亜急性期から慢性期の人が対象者である（受傷・発症から6カ月以上経過が望ましい）．
　言語障害については，軽度の失語症（ゆっくりなら話せる・聞き取れる）の状況であれば，実施可能である．また記憶障害については，会話の間の5分程度の短期記憶が保てる状況であれば，実施可能である．

方法

<概要>
　時間・頻度：1回120分（訓練時間は90分）．週1回
　期間：1クール20週間（**表1**参照）
　メンバー数：5～10名程度
　補助具：課題プリント，ワークシート，スケジュール手帳
　スタッフ：1名

<訓練手順とスケジュール>（**表1**）
　　　S.T.Aは，まず①初回面接と訓練前評価などの医学的検査データから，参加者が段

表2 注意課題（課題プリント）の指導手順

内　容
① 時間設定，教示と終了時間を指示し課題プリント配布
② 終了したプリントを回収し，新たなプリントを配布
③ 回収したプリントを評価し，修正点を見つけ指導
④ 終了時間を知らせ，休憩に入る（質問等への対応）

階的治療仮説（**図1**）のどの段階に課題があるのかを見定める．問題点となるより一段やさしい段階を行動目標として「訓練方針」を設定する．訓練のはじめの8週間に②「注意課題」として課題プリントに取り組み，段階的治療仮説で示す病態認識の基盤となる脳機能を活性化する．続く12週間に③「認知行動課題」による病態への自己評価・自己調整する体験刺激により，病態への知覚耐性を段階的に高めることで病態認識の改善に取り組む．④家族集会で訓練での経過状況の情報共有（60分）を毎月1回行う．⑤訓練後評価は，訓練終了時の認知機能および病態認識の改善状況，次の段階の訓練の必要の有無などを評価し，今後に役立つ情報を参加メンバー，家族に提供する．

＜訓練の実際＞

1 注意課題の進め方（訓練開始〜8週間目）

訓練は小集団のスクール形式で行う．まず参加者に訓練意図を説明してから課題プリントを配布する．参加者は**表2**の手順で課題プリントに取り組む．スタッフは「ミスなく，すばやく行う」ことを指導する．本訓練は，段階的治療仮説（**図1**）の下層のレベルの取り組み課題として，まず注意課題に基づいた課題プリントを活用し，脳機能の全般的活性化をめざし，次の段階への取り組みの準備段階とする．

訓練中に意欲や集中力が低下しないように，異なった課題プリントを順次に組み合わせて連続して施行する．課題プリントは①言語探索課題，②過不足計算課題，③円分割構成課題，④じゃんけん課題等の注意課題である．課題プリントは，市販の注意課題・プリントや記憶課題・ドリルを活用することもできる．

2 認知行動課題の進め方（9〜20週目）

認知行動課題の実施は，大きく分けて①ワークシートの記入と②ワークシートに基づいた発表・フィードバック・総括から成る．参加者は，**表3**の指導手順に従ってワークシートの設問(**表4**)に順番に取り組む．ワークシートは解決思考模擬体験(思考シミュ

表3 認知行動課題の指導手順

	内　容
① ワークシートへの記入	① ワークシートを配布し，作業内容と終了時間を指示 ② スケジュール手帳からワークシートへ記入指導 ③ 本日の日付と記入する日付の確認，個人別に指導 ④ 記入量が過少の場合に，記入を可能にするアドバイス ⑤ 訓練方針や行動目標に関する事項の記入指導 ⑥ 個人別に記入表現（単語→文章化等）の指導 ⑦ 時間内に終了するために計画的作業の指導 ⑧ 記入が遅れている者に優先順位をつけた記入を指導
② 発表・フィードバック・総括	① オリエンテーション：訓練意図説明と遅延課題指示 ② ワークシートを原稿として，発表を指導 ③ ワークシートに発表者の内容をメモしながら聴き取ることを指示 ④ 他参加者から発表者へフィードバックの言葉を贈る ⑤ フィードバックについて，適切な言葉がけを奨励 ⑥ 双方の適切なコミュニケーションについて奨励 ⑦ 発表された報告内容から，適応行動に向けた行動を奨励し，来週の行動目標を協議し決定する （※各訓練参加者の発表について②〜⑦を繰り返す） ⑧ 家庭での宿題，行動目標確認と手帳への記入指導 ⑨ 体調管理，行動目標への意識づけの指導 ⑩ 負荷のかかる訓練に取り組んだ参加者を称えて終了

レーション）を体験することを意図しており，ワークシートの設問とスタッフの指示に従って，一人で集中して手順どおりにワークシートへの記入を進めることをめざす．後半は記入したワークシートをもとに，参加者全員が行動目標の達成状況と一週間について振り返り，発表をする．発表に対して他の参加者とスタッフから意見（フィードバック）を受ける．それら意見をもとに次の（来週の）行動目標をスタッフと話し合い，決定する．この間にスタッフは，参加者ごとに**表5**のスタッフ用のワークシートに発表内容や他者からのフィードバックをメモする．さらに最後のフィードバックの内容を訓練方針に沿って検討し，発表者へ言葉を贈り，内容を記入する．

詳細な訓練内容と流れについては「事例紹介」のところで事例とともに紹介する．

表4 ワークシート

先週からの振り返り 1/2

記入日： 　年　 　月　 　日　　　　記入者名：

1. 先週の行動目標		
2. 先週からのできごと	先週からのメモリー・ノートを見ながら作成していきましょう！	
	曜日	取り組み内容（何に注意を向けて生活したのか？）
	金曜日 ／	
	土曜日 ／	
	日曜日 ／	
	月曜日 ／	
	火曜日 ／	
	水曜日 ／	
	木曜日 ／	

※ここまで記入したら，次の指示まで静かに待ちましょう！

先週からの振り返り　2/2

3. みんなの発表内容	氏名：	氏名：	氏名：	氏名：	氏名：

4. みんなからの言葉（フィードバック）	氏名：	氏名：	氏名：	氏名：	氏名：

5. 先週の活動に対する自己評価	良い点	
	改善点	

6. 来週の行動目標	
7. 行動目標を達成するために起こすアクション計画	（※ここに記入した行動計画を，メモリー・ノートに記入）

表5　ワークシート（スタッフ用）

先週からの振り返り（スタッフ用）

記入日：　年　　月　　日　発表者名

1．先週の行動目標			
2．先週からのできごと	曜日	発表者	フィードバック
	金曜日 /		
	土曜日 /		
	日曜日 /		
	月曜日 /		
	火曜日 /		
	水曜日 /		
	木曜日 /		
3．フィードバック	先週の活動への評価	良い点	
		改善点	

評価

訓練前後の評価検査として，以下のような検査を行っている．
①全般的知的検査：Wechsler Adult Intelligence Scale-3rd Edition（成人知能検査，以下「WAIS-Ⅲ」）
②注意機能の評価：Digital Computer-assisted Attention Training（注意機能スクリーニング検査，以下「D-CAT」）．
③感情の状態の評価：日本版 Profile of Mood States（日本版気分尺度，以下「POMS」）．
④適応評価の指標：日本版 The Purpose In Life Test（以下「PIL」）の適応尺度 Part-A の指標．
⑤病態認識に関連する指標：Patient Competency Rating Scale（障害の自己認識評価尺度，以下「PCRS」）．当事者と指導員が評価し差をみる．

また，専門的な検査の代わりに，問題行動の種類と発生回数を一定期間調べ，訓練前後の変化で効果を検証することも有効な評価方法である．

事例紹介

広島の高次脳機能障害のための精神共同作業所において，生活自立訓練として S.T.A を試行した例を紹介する．
グループ訓練の対象者の内訳は以下のとおりである．

受傷・発症後：1年8カ月≦5年3.6カ月（平均値）≦12年11カ月の慢性期の脳外傷者3名と脳血管障害者2名の計5名．
受傷発症年齢：20代男性1名・女性1名，30代男性1名・女性1名，40代男性1名
損傷部位：主に前頭葉損傷，びまん性脳損傷（前頭葉含む），びまん性軸索損傷．
主な脳機能障害：注意障害，記憶障害，遂行機能障害，社会的行動障害（固執性，情動抑制・衝動抑制の低下）と軽度失語．
※課題の理解ができないような意識障害や重い失語症の者は含まれていない．

ここでは，参加者の1人を紹介しながら訓練の実際と経過について述べる．

1．訓練方針の設定

参加者の1人である33歳の男性（以下「Aさん」とする）は前交通動脈瘤の破裂による「くも膜下出血」のため開頭クリッピング術が施行された．MRIの所見で左前頭葉，両側側頭葉の損傷が認められ，重度の記憶障害と強い固執性（過度なこだわり・執着

心），感情爆発などの社会的行動障害を示していた（コルサコフ症候群の症状は示していない）．視線が外れると記憶の継続性が途切れてしまう重度の記憶障害の状況であった．また強い固執性のため，他人からの指示の受け入れが困難であり，情動の脱抑制（易怒性・興奮しやすい），無感動・無関心，易疲労（疲れやすい）が認められた．

　検査結果は以下のとおりであった．
- WAIS-Ⅲ：VIQ82，PIQ63，FIQ70を示し，群指数VC82，PO68，WM69，PS63．
- リバーミード行動記憶検査（RBMT）：標準プロフィール点5/24（カットオフ得点19/20）スクリーニング点1/12（カットオフ得点7/8）
- 三宅式記銘力検査：有関係対語7-8-8，無関係対語0-0-0．

　Aさんについて訓練前検査の結果（プロフィール分析）から，次のような病態像を推定した．①言語の理解や操作に優位性を示し，②視覚的な処理，絵や図の理解は全般的に困難，③聴覚的および視覚的な記憶は困難であり，特に長期記憶は重度の記憶障害が認められる．

　以上のことからAさんについては次のような「訓練方針」を設定した．

　「訓練方針」では，課題と定めた問題行動を低減させるために本人が取り組む具体的な目標として行動目標を段階的に設定している．

＜　訓　練　方　針　＞

氏　名：Aさん
課　題：
(1) 感情が爆発し，過剰な発言や行動にでること
(2) 挑戦する前から「ダメだ！」と結論を出すこと
解決策：より挑戦的な学生になります
行動目標の優先順位（戦略）
(1) 私の感情を意識的に観察し，調整します
(2) できるかできないでなく，まず挑戦することで成長をめざします
(3) その場のルールを知り，これを守る人になります
(4) 感謝の気持ちを，はっきりと話すように自分に挑みます

　S.T.Aの訓練では，各個人の「訓練方針」の設定に基づいて，グループ訓練における個人ごとの課題をより明確化したうえで，注意課題，認知行動課題を組み合わせ，段階的に病態認識の改善の取り組みを進めた．

　図1の前頭葉障害への神経心理学的な段階的治療仮説で示した5つの段階，①持続力・持久力の段階，②意思疎通能力の段階，③問題解決能力の段階，④社会的行動能力の段階と，さらに⑤般化の段階，からAさんの訓練経過を説明する．

2. 訓練経過

1 持続力・持久力の段階

【目標】

　この訓練段階の目的は，参加者が訓練の次の段階に達するための準備である．まずは，小集団の訓練中に注意を集中する態度への切り替えが可能になるように指導する．

　評価に基づいて参加者に適した課題プリント施行し注意力を活性化させる．同時に意欲を高めながら小集団への仲間意識の形成を図る．

【状況】

　この段階は導入期であり，参加者も不安や緊張感が高く，訓練への抵抗感も強い．この段階では参加者は，「自分には，この訓練は必要ない」「来たくて来たわけじゃない」と拒否的な言動や訓練に対しての消極的な態度が現れることが多く観察される．その言動の要因について，訓練中の行動観察から以下の情報を収集し分析する．

❶ **訓練疲労の調整の必要性の有無について確認**

　訓練疲労への耐久力には大きな個人差があるため，個人別に訓練疲労の調整の必要性を確認する．Aさんは，「コックリ・コックリと居眠り」「うつむいて目を閉じる」「ボーとして作業の手が止まる」などの疲労の兆候が観察された．

❷ **病態認識の水準の確認**

　病態への認識の水準が低下している場合，個人別に，a) 体調面，b) 身体機能面，c) 認知機能（記憶，注意など）の状況を確認する．具体的には，受傷・発症後の変化を，a) 体調面として「頭痛」「易疲労」「不調」など，b) 身体機能面として「ふらつき」「力が入らない」「すばやく動けない」「体力低下」「四肢不全麻痺」「協調運動の難しさ」など，c) 認知機能等として「注意障害」「記憶障害」「視覚障害」「聴覚障害」「言語障害」などについて，それぞれの状況を訓練中の動作や行動観察から状況を確認する．

❸ **不安感，緊張感の確認**

　病態認識が低下していると，本人と周囲の人や家族との間で認識の違いが起こり，トラブルを引き起こす大きな要因となることから，本人の不安感，緊張感，抑うつ感などを高める状況が想定される．そのような状況について，本人の抱える情報混乱や行動障害と，家庭や所属先での立場・役割や人間関係等の環境要因から情報を収集す

る必要がある．

　Aさんには，「些細なことで怒り出す」「気にしている話題になると話に割り込む」「否定的な話し方になる」「被害妄想的になる」などの偏った受け止め方が観察された．

【アプローチ】
　注意課題プリントという参加者に意図性が伝わりやすい課題刺激を活用する．小集団のスクール形式において，参加者全員に一斉に注意課題のプリントを施行する．注意課題プリントは病態認識の低下した状況であっても，比較的に施行しやすい課題である．これは，①課題の意図性がわかりやすいこと，②1課題が短時間で解答できること，③難しい論理的な思考をあまり必要としないことなどの取り組みやすさがある，④課題の誤りと正解が理解しやすい，⑤課題への取り組み態度（注意の集中）により成果が出やすいこと，などの訓練効果がわかりやすい．さらに，小集団のスクール形式により他の参加者を観察し，集団行動に取り組むことができる．これにより，集団行動を進める中で他者の課題への積極的な取り組み態度に合わせた行動へと促すことが可能となる．

　病態認識が低下していることに配慮して，負の感情（緊張・不安，抑うつ・落ち込み，怒り・敵意等）を引き起こす内容は，客観的に伝える．例えば，訓練課題の不正解に対しては，失敗を指摘するのではなく，正解を伝えることで異なっている点を理解させる．評価は，正答率等の数値で伝える．また，正答率の向上等が認められた場合には，訓練効果を繰り返し伝える．このように「訓練により改善している」という積極的なイメージを形成する．「うまくいっているね」「よくなってきたね」と繰り返し伝える．

◆ 大事なポイント ◆

※訓練参加者は，難しい課題を間違えても当然と捉え，失敗とは感じないため，一見して理解しにくい課題は不適切である．具体的には，注意課題は，解りやすく誰にでも簡単と思える課題であるが，注意力が途切れると間違えやすい，少し努力すればできる程度の課題が効果的である．本人の「これくらいはできる」という予想と結果が異なり，反省を導く体験的刺激となる課題であることが重要である．

※スタッフは，自分の指導したとおりに行動することを求めて力を注ぎ込むよりも，病態に対応した行動が必要と気づかせる（自発性）工夫に力を注ぐことが重要である．スタッフの指導の様子は，参加者からモデリング（お手本）されていることを意識しながら，指導することが重要である．

※視覚認知に難しさを抱える場合には，課題プリントの拡大コピーや色分けを工夫し活用する．

※注意課題プリントを活用した訓練で重要なことは，①解答が異なった場合のプロセスを確認すること，②解答が異なった場合の反応を行動観察すること，③課題終了後に，解答が異なった場合の作業プロセスと，失敗に気づいた時の反応について，本人自身が確認することである．

2 意思疎通能力（記憶力，認知力，言語力）の段階
【目標】
この段階は，参加者にとっては混迷期である．持続力・持久力の段階で高められた注意を集中する能力が実際にどの程度活用できるか，認知行動課題（表3）により試される．具体的には①スケジュール手帳からワークシートへ正確かつ適切に記入する，②ワークシートをもとにして小集団の中で発表する，③他の参加者から発表者へ意見する（フィードバックの言葉を贈る），という認知行動課題に集中して取り組めることをめざす．この段階の目的は，体験を通して本人が現在の自身の持つ認知障害による問題点（病態）を実感することである．

【状況】
先の「持続力・持久力の段階」では隠れていた問題行動が，認知行動課題としての振り返り作業を通じて表面化する．訓練課題を通じて参加者が抱える認知障害や二次的障害である情動的不安性から問題行動が引き出される状況が再現される．参加者にはさまざまな反応が現れる．

Aさんは強い固執性と重度の記憶障害を呈し「僕には，僕なりのメモがありますから，スケジュール手帳は必要ありません」と拒絶行動が現れた．

【アプローチ】
この段階では，認知行動課題の中の週間振り返り作業の中で，スケジュール手帳からワークシートへの短時間記入，また小集団の中で発表という行動課題を活用して，実際に行動する際の課題点に気づく機会を提供する．具体的作業として，ワークシートの設問とスタッフの指導に従って，訓練中に一人で集中して認知行動課題を手順どおりに進めることをめざす．ここでは，スケジュール手帳の内容を正確かつ適切にワークシートへ転記記入できているかを評価する．スケジュール手帳への記入量に対する

取り組みは，次の「問題解決能力の段階」で始める．指導の順序は，まず訓練中の課題遂行，そして家庭での活動の順である．過去のことより，今の取り組みを優先して評価する．参加者ごとに抱える認知障害に応じて，本人が課題を実行できそうと思えるように支援や配慮の組み合わせを設定する．本人が実行可能と思える中で，失敗や課題点を洗い出すことが重要である．この段階では個人ごとに困難な状況や問題点を具体的に明確にし，次の段階へ進むために必要な「行動目標」をスタッフが提示し話し合う．行動目標の設定ができた参加者は次の「問題解決能力の段階」へと進む．

　また，ワークシートに従って行う問題解決的な思考パターンと発表を行う体験刺激，他の参加者の発表を行動観察しながら，他者からの意見（質問・メッセージ）に応える体験から，他者の発表や意見への関心を高めるなどの適切な相互作用（参加者同士の互いの影響）を促していく．

　Aさんのケースでは，スケジュール手帳の活用に拒絶するという社会的問題行動に対する緊急対応を行った．まず就業経験を活用し，「会社で使用する業務報告書に所定の様式が設定されているように，訓練室にも活用する様式が決まっている．それがスケジュール手帳である．会社の業務日報として勝手に自分のメモを提出することは認められないのと同様に，訓練室で自分のメモを報告としては認められない．」ということを説明した．「私にはできません！」と興奮するAさんにスタッフは冷静にゆっくりとした口調で取り組みの意図を説明し，Aさん自身が大きな声で話していることの自覚を促し，適切な声の大きさを指導した．さらに初期に設定した「訓練方針（→38頁）」の(1)～(3)の行動目標について話し合った．結果，スケジュール手帳への記入に了承が得られた．しかし，重度の記憶障害のため，スケジュール手帳にそのつど決定した事項を記入していたが，このやりとりが3回繰り返された．Aさんは次第に納得し，素直に課題に取り組み，3回目以降には抵抗は見られなかった．

◆ 大事なポイント ◆

　この段階はどのような問題行動を抱えているのかを，ゆっくりと，しっかりと見極めることが大切である．スタッフは参加者か何ができて何が難しいのかを行動を通して確認し，課題への取り組みを進めるために何が必要なのかに気づくための枠組みづくり（構造化した手順による刺激の組み合わせ）を検討する．具体的にはワークシートの訓練課題を進めるために必要な行動戦略（行動手順や環境調整等）を，参加者と相談しながら必要があればそのつど調整を行い，一人で実行できる枠組みを構成する．

◆ **大事なポイント** ◆

「注意」と「指導」の違いに気をつけること.

注意とは不適切であることを告知することである. 指導とは, この訓練では「訓練方針」で示されている方向性を与え, 適応行動に向けた段階的な行動のステップを具体的に「行動目標」として提示し, 参加者の納得を得るまで協議し, 必要があれば調整することである. ヤル気（自発性）を大切に, 「これなら, できそう！」感を参加者に抱かせることが何より重要である.

③ 問題解決能力（理解力, 判断力）の段階

【目標】

この段階は試行期であり, 設定された手順による刺激の組み合わせにより, 自然な訓練の流れの中で適応行動を体験することを目的としている. 具体的には参加者は, スケジュール手帳（記憶の代償手段）の活用に小さなステップから段階的にアプローチする. 適応行動を無理なく体験することにより, 訓練への動機づけをさらに高めるとともに, 情動的に安定した状態を形成する.

【状況】

認知行動課題として参加者がスケジュール手帳を活用するようにアプローチが繰り返される中で, 参加者にはさまざまな反応状況が現れる. Aさんは他の参加者からの質問（例：「買い物はどこの店に行ったの？」）に対して, 「わからない」とスケジュール手帳を確認することなく即答を繰り返していた. 質問に対して懸命にすばやい反応をしようとしているようにも見えた.

【アプローチ】

『意思疎通能力の段階』を経て認知行動課題の訓練作業への抵抗感が低減した状況において, 次の段階の『問題解決能力の段階』のアプローチを開始する.

『問題解決能力の段階』では, 小集団の治療コミュニティを体験の場として活用する. この段階では意図的に他の参加者の適応行動のモデリング刺激（お手本）を活用する. 例えば「スケジュール手帳への毎日の詳細な記入・発表」, 「自分の病態（障害）への気づきおよび対応への取り組み」, 「他の参加者への気遣い・配慮のある言動」, 「行動目標への積極的な取り組み」等の適応行動に向かった意図的な行動を奨励し, 小集団の治療コミュニティにおいてのモラル（仲間のルール意識）を育成する.

さらに, 小集団のモラルや他者の助言に応えた新たな言動が現れた時には, 漏らさ

ずスタッフは敏感に小集団の話題に取り上げて奨励する．これは，小さな成功体験の刺激（報酬：快感）となり，その言動（適応行動）をより強化する効果が期待される．

　Aさんは，他参加者からの質問に対して「わからない」と即答を繰り返し，懸命にすばやい反応をすることに力点を置いているようにみえたので，Aさんのための「訓練方針」のうちの「できるかできないでなく，挑戦することで成長をめざします」の行動目標を再度指し示して確認した．具体的な取り組みとして，まず質問に対して即答することは，重度の記憶障害を抱える本人は，すべて「わからない」と不適切な返答をしてしまう恐れがあること，次にスケジュール手帳で確認してから返答することは，相手に対して誠実な返答であることを説明した．小さなステップの行動目標として「質問に対してスケジュール手帳で確認し返答する」を協議して設定し，スケジュール手帳に記入した．訓練中に，これを読み返し実行する挑戦を繰り返し行った結果，次第にスケジュール手帳を確認して返事ができるように行動が変容していった．

◆ **大事なポイント** ◆

※前の「意思疎通能力の段階」を経て「問題解決能力の段階」に達した参加者よりアプローチを開始する．すなわち参加者が一斉に開始するのではなく，個々人の現在いると思われる**図1**（→29頁）の階層の段階に応じて訓練を行う．

※参加者の取り組みをスタッフの指導する適応行動にいかに結び付けるかが，訓練課題の成否を左右する重要なポイントである．これを可能にするために参加者とスタッフの一致した取り組みへの目標と評価する基準が必要である．認知行動課題では，毎週スタッフと各参加者が協議し同意を得て，「行動目標」を個人ごとに設定する．参加者とスタッフの一致した評価する基準を形成しておくことが重要である．グループ訓練では，小集団を構成する各参加者の抱える課題に個別に対応することが難しいことが欠点としてあげられる．これに対して本訓練では，「行動目標」への段階的な手順の組み合わせの枠組みによりアプローチする認知行動課題のプログラムを活用することで，グループ訓練においても小集団の中で個別アプローチを短時間に効率的に無理なく進めることが可能となる．

※小集団の治療コミュニティで体験した刺激に対する各個人の反応状況は，治療仮説上の段階に各個人を設定した見立て（推定した病態）の妥当性を確認するうえで貴重な情報となる．訓練中にも見立てを修正する必要性の有無を検討しながら進めることが大切である．

※小集団の治療コミュニティでの体験は，設定された体験から刺激に応じた各参加者

の反応を引き出すことを意図している．スタッフは，各参加者に働きかけた刺激に対して，どのような反応としての効果を引き出せたのかを注意深く確認し，必要に応じて働きかける刺激を調整する．行動として明らかに示されなくても，態度や表情の変化も重要な反応である．

4 社会的行動能力（協調性，統合力）の段階
【目標】
　ここまでの段階により訓練への動機づけを高めるとともに感情的に安定した状態を形成してきた．本段階は展開期であり，行動目標を通じて病態認識を高めるために過去の失敗を振り返る体験の刺激（負荷刺激）を段階的に活用し，病態への知覚耐性（刺激に対する耐久力）を形成する．具体的な行動目標としては，参加者が，訓練時間以外の家庭生活においても，病態に対する適応行動を段階的に獲得することである．

【状況】
　参加者が抱える病態は，まったく病態を認知できない状態から部分的な病態を認知できる状況など，各参加者の病態の内容も異なっている．
　Aさんは重度の記憶障害を抱えていたが，記憶障害には部分的な病態を認知しながらも強い固執性を示し，家庭での新たな適応行動（家庭での日課スケジュールの中に「休憩」を盛り込むこと）への促しに対して，「できません」と即答する状況を示していた．

【アプローチ】
　この段階では，ワークシートの設問に順番に取り組むことで，【行動目標［計画］→実行→自己評価→自己調整→行動目標［再計画］】という問題解決思考アプローチ（思考パターン訓練）により意図的に模擬体験する（思考シミュレーション）刺激を活用する．具体的には，まずワークシートにより，病態への行動目標について，できていること，できていないことを自己評価・自己調整を検討して明確化する．さらにワークシートへの記入・発表という作業にて体験する刺激によって病態の認識を高め，家庭生活で行動目標の実施に取り組む．スタッフは，行動目標を実現するために足りない点を具体的かつ客観的にフィードバックする．例えば，毎週の自己評価においては，病態イメージを体験する刺激として，まず①体調面⇒②身体機能面⇒③認知機能（記憶，注意等）とわかりやすく認識が得られやすい病態から段階的に取り上げていく．スタッフは，各参加者の受け止め方を確認し，過去の失敗を振り返る体験からの刺激（負荷刺激）を調整する．

適応行動や行動目標に向かった行動や態度が認められた場合には，結果にこだわらず，まず取り組みの一歩を踏み出したことを小集団の中で「できましたね！」「よかったですね！」などの気持ち（感情）を言語にしてフィードバックする．スケジュール手帳に記入を促し記憶化を促進する．病態への気づきと小さな成功体験をセットにして記憶を形成する．病態に対応する小さな成功体験が感情を安定化し，訓練への動機づけを高める，という行動を促進する循環を形成することが重要である．

　Aさんが家庭での新たな適応行動への促しに対して，「できません」と即答する状況に対して，まず，訓練中に取り組んだ適応行動「質問に対してスケジュール手帳で確認し返答する」，「相手が話している間は，相手の話が終わるまで待つ」などについて，適切な行動がとれたことを繰り返しスケジュール手帳に記入し，家庭でもこれを音読する宿題を行動目標として協議した．家庭での実施に了承が得られたことからこの音読を行動目標に設定し，その達成状況を訓練時に評価した．これをきっかけに「休憩」という適応行動の家庭での取り組みも可能となった．これは，記憶障害から新たな行動に強い不安感を抱き拒否的であったAさんが，受け入れやすい行動目標が設定されたこと，また家庭で繰り返す病態へのグループ訓練での間接的な成功体験のイメージ刺激が得られたことにより緊張感・不安感を和らげることができ，行動化が促進されたと考えられる．

◆ 大事なポイント ◆

※指導は客観的データに基づいて，当事者が確認できる形で実施する．認知行動課題の"行動目標"のように検証できる仕組み（客観的に評価する基準の設定等）を作ってから指導することが重要である．

※過去の失敗を振り返る体験からの刺激や訓練中や休憩中の些細な刺激から，過去の経験や気にしていることを思い出して気分が一変し，社会的問題行動が現れる場合も想定される．その場合には訓練を遂行することよりも，参加者がどのような体験をしたのかを話すことを優先し，話せないようであれば休憩が必要かを尋ねる．参加者に現在起こっていることを冷静に受け止めて理解することを促し，話を聞く余裕があれば，スタッフから何が起こったのか認知障害の影響も含めて行動観察していた様子（客観的な事実のみ，評価を含めないこと）を解説して伝える．このような社会的行動障害と呼ばれる問題行動が出現した時は，病態認識を高めるための絶好の機会である．本人自身の気づいていない認知障害による症状や情報混乱から問題行動が引き起こされていることを本人が理解するために，また問題行動を起こした当事者だけでなく他の参加者にとっても，冷静に問題行動を観察する体験の場とし

て活用する．対応は，ここでもAさんの訓練方針の戦略に基づいた状況の解説と指導を行う．この場合，参加者が動揺しないように，まずスタッフが冷静にゆっくりとした口調で少し小さめの声で「大丈夫ですか？」と声をかける（安心感を与えるアプローチ）．当事者を落ち着かせるには，まずスタッフが落ち着いてから声をかけることである．

5 般化の段階

【目標】

この段階では，病態認識を高めるための過去の失敗を振り返る体験からの刺激（負荷刺激）に対して，安定して対応することが可能となり，訓練時間以外の家庭生活においても，"行動目標"として設定した適応行動の安定した実行能力の形成をめざす．具体的な行動目標としては，スタッフからの支援や配慮の組み合わせを減らし，より自立した家庭生活においても病態に対する個人別の行動目標を安定して実行することである．

【状況】

各参加者は，病態への認知が進まない状況や病態認知の高まりを示しても行動目標が安定して発揮できない状況であった．Aさんは強い固執性を示しながらも，スケジュール手帳への記入を開始し，活用することが定着した状況であった．しかし，スケジュール手帳の訓練に必要な日付分のページを持参することができないなど，スケジュール手帳を適切に管理することが困難であった．

【アプローチ】

まず行動目標が実行できた時（調子の良い時）の状況を聞き取り，行動目標が可能となるための条件や環境要因を分析する（行動分析）．

第1に環境要因に合わせて必要な環境（声かけ，スケジュール・手順の掲示，スケジュール手帳の開示など）の調整を指導する．行動が可能となるために必要な行動目標の小さなステップを本人と話し合って決定し，行動目標が可能となるよう支援や配慮の組み合わせと行動戦略を各参加者に合わせて段階的に指導する．

第2に支援や配慮の組み合わせにより行動目標が確実に実行できるようになった時点で，支援や配慮の組み合わせを減らしたより自立した手順の組み合わせにおいて行動目標が実行できるように，各参加者の「訓練方針」に基づき次の段階へと修正する．

問題解決思考の流れへの取り組みが認知障害により困難な場合は，問題解決思考アプローチからモニタリング（行動観察）アプローチに切り替えて取り組むことが必要で

ある．具体的にはグループ内他者から多数が実施している定期的（曜日を設定）な整理によるスケジュール手帳の管理によるミスのない手帳の活用や，作業の効率性をAさんへ紹介してもらい，実際の整理作業を再現して見せてもらった．このようなグループ内他者の多数が行う適応行動に合わせた行動へと促すことが有効である．

　Aさんは，スケジュール手帳活用に成功している他の参加者から手順を教わり，手帳整理の曜日を設定し，先々週日付分ページを取り除き，新しい日付分のページを追加する手帳管理を行動目標に設定した．この課題を毎週実行することをめざした．何度かページ整理の意図説明を繰り返し，ページ整理の手順を書き留めて家庭で試行を行った結果，一人でページ整理が可能となった．

◆ **大事なポイント** ◆

※本人だけでは家庭生活において，病態に対する行動目標を実行することが困難な状況である場合は，本人から家族に対して支援や配慮の組み合わせ（スケジュールや手順の掲示など）を依頼することを行動目標として設定することが有効なアプローチである．活用できる社会資源を巻き込みながら，行動化を支える支援や配慮の組み合わせや人的ネットワークの形成のための交流を促進することが般化を進める重要なポイントである．

※行動化を進めるためには，行動の意図を理解することが重要である．そのために，まず社会的相互行為（挨拶，アイコンタクト，相づち，など）からコミュニケーションの意図を解説し，認知行動課題の訓練時に発表や発表へのフィードバックにおいて，社会的相互行為に基づいた行動を促すことからコミュニケーションについて指導する．

※段階的にアプローチを進める行動目標の指導では，新たにチャレンジする行動目標と過去のクリアできた行動目標が積み上げられて存在している．行動目標への取り組みを評価する時には，そんな階層構造の行動目標の特徴を踏まえて，新たな行動目標だけでなく，過去の段階的に積み上げられた行動目標も同時に評価することが重要である．また脳損傷からの高次脳機能障害を抱える参加者は，慢性期でも体調の不安定な状況を抱える者が多いことへの配慮も必要である．

6 訓練後の状況

　Aさんの訓練後の状況は，日常生活への適応行動として，スケジュール手帳の活用（記憶障害の代償行動），会話への積極的な参加，ミスのないように確認する習慣，ス

タッフらの助言の受け入れなどの行動目標が家庭生活においても安定して実施可能となった．訓練終了後，家族・本人との話し合いで就労への強い意欲が示されたことから，共同作業所に隣接する老人ホームでのシーツ交換やホールの清掃業務の訓練を開始した．作業分担を決め繰り返し訓練し，マニュアルで確認しながら作業を実施した．共同作業所に1人で通所し，これら作業等の有償業務に1年間を経て継続して業務に従事している．依然として記憶が継続しないための不安感を抱えているが，休憩時間に他人の冗談や笑いを楽しむ新たな姿が見られる．

3．結果

ここでは訓練参加者全体の検査結果を示す．

1 検査結果

訓練参加者5名の訓練前後の神経心理学的検査の平均値の変化は次のとおりであった．

❶ 全般的知的検査（WAIS-Ⅲ）とD-CAT

WAIS-Ⅲ各IQの訓練前後の平均値の変化と変動値の下限値・平均値・上限値
VIQ：88.6 ⇒ 101.6：（－5 ≦ ＋13.0（平均値）≦ ＋20），
PIQ：72.4 ⇒ 96.2：（＋6 ≦ ＋23.8（平均値）≦ ＋37），
FIQ：78.8 ⇒ 99.2：（0 ≦ ＋20.4（平均値）≦ ＋31）
の改善が認められた．
WAIS-Ⅲの群指数IQの訓練前後の平均値の変化と変動値の下限値・平均値・上限値
言語理解　95.2 ⇒ 100.4：（－4 ≦ ＋5.2（平均値）≦ ＋11），
知覚統合　75.8 ⇒ 97.2：（＋2 ≦ ＋21.4（平均値）≦ ＋38），
作動記憶　66.2 ⇒ 91.8：（＋9 ≦ ＋25.6（平均値）≦ ＋38），
処理速度　69.4 ⇒ 83.0：（－11 ≦ ＋13.6（平均値）≦ ＋32）
の改善が認められた．

さらに注意機能スクリーニング検査（D-CAT）の作業量（数）は，全体の訓練前後を比較すると第1試行（202 ⇒ 266：＋32％），第2試行（225.2 ⇒ 221.4：－2％），第3試行（133.6 ⇒ 174.8：＋31％）と上昇を示した．作業変化率は，第2試行（1.125 ⇒ 0.831：－26％），第3試行（0.662 ⇒ 0.653：－1％）の低下を示した．見落とし率は，第1試行は見落とし率自体が0％で変化なく，第2試行（0.034 ⇒ 0.014：－59％），第3試行（0.101 ⇒ 0.064：－37％）と全体的に減少傾向を示し，特に第2試行の改善を顕著に示した．これらのことから注意機能の高まりが示された．

❷ POMS 気分プロフィール

POMS では評価項目を訓練前後で比較すると

緊張・不安　　　　（65.8 ⇒ 59.8：－9％），
抑うつ・落ち込み　（70.4 ⇒ 62.4：－11％），
怒り・敵意　　　　（60.0 ⇒ 51.8：－14％），
疲労　　　　　　　（59.8 ⇒ 56.2：－6％），
混乱　　　　　　　（68.8 ⇒ 61.2：－11％）と低減し，
活気　　　　　　　（40.6 ⇒ 42.0：＋3％）と向上し，
全項目に改善が認められ，情動の安定化が示された．

❸ PIL テスト（適応尺度の Part-A の指標）

　PIL の適応尺度 Part-A の指標では，訓練前後を比較すると（70.2 ⇒ 81.4：＋16％）と上昇し，適応面の向上が示され，動機づけの高まりが推定された．

❹ PCRS（障害の自己認識評価尺度）

　PCRS（障害の自己認識評価尺度）では，当事者と指導員評価の差異を尺度として訓練前後で比較すると，病態（障害状況）認識の差異の減少が認められ，病態認識の高まりが推定された（41.2 ⇒ 14.4：－65％）．

2 統計的分析

　訓練前後の訓練参加者 5 名の改善の有意性を各検査評価項目について，ウィルコクソンの符号付順位和検定（Wilcoxon atched－pairs signed－ranks test：N ＝ 5, $p < 0.05$）により統計分析することで効果を検証した結果，認知機能について WAIS-Ⅲ の動作性，群指数では知覚統合・作動記憶，特に注意機能では D-CAT の作業量の第 1 試行・第 3 試行，見落とし率の第 2 試行・第 3 試行，感情・情動について POMS では「活気」を除く全項目，PIL の適応尺度 Part-A の指標，および病態認識について PCRS の本人評価・他者評価との差異に，それぞれに訓練前後の改善の有意性が認められた（**表 6**）．また，神経心理学的評価項目と注意課題の正答率の継時的変化における相関係数を RESQ 関数により求めたところ，①言語探索課題・過不足計算課題と D-CAT 注意機能スクリーニング検査の作業量（第 1 施行）・見落とし率（第 3 施行），②円分割構成課題・じゃんけん課題と WAIS-Ⅲ の PO（知覚統合）・WM（作動記憶），③円分割構成課題と PCRS（障害の自己認識評価尺度）指標について，改善推移に正の相関が認められた（**表 7**）．

表6 評価項目の訓練前後の平均値変化

検査名	分類項目		検査項目	指数変化		
				訓練前	訓練後	差異
WAIS-Ⅲ	VIQ		言語性	88.6	101.6	13.0
	PIQ		動作性	72.4	96.2	※23.8
	FIQ		全検査	78.8	99.2	20.4
	VC		言語理解	95.2	100.4	5.2
	PO		知覚統合	75.8	97.2	※21.4
	WM		作動記憶	66.2	91.8	※25.6
	PS		処理速度	69.4	83.0	13.6
	言語性	言語理解	単語	8.6	10.0	1.4
			類似	8.8	9.4	0.6
			知識	9.8	10.6	0.8
			理解	11.2	11.6	0.4
		作動記憶	算数	6.2	8.8	2.6
			数唱	4.4	11.0	※6.6
			語音	4.0	6.4	2.4
	動作性	知覚統合	配列	6.2	10.0	※3.8
			完成	7.2	11.2	4.0
			積木	7.2	9.2	2.0
			行列	4.0	8.6	4.6
		処理速度	符号	4.8	8.6	3.8
			記号	4.4	5.4	1.0
			組合	6.8	7.6	0.8
D-CAT	作業量		第1試行	202.0	266.0	※64.0
			第2試行	225.2	221.4	3.8
			第3試行	133.6	174.8	※41.2
	見落とし率		第1試行	0.000	0.000	0.000
			第2試行	0.034	0.014	※-0.020
			第3試行	0.101	0.064	※-0.037
	作業変化率		第2試行	1.125	0.831	※-0.294
			第3試行	0.662	0.653	-0.009
POMS	T-A		緊張・不安	65.8	59.8	※-6.0
	D		抑うつ・落ち込み	70.4	62.4	※-8.0
	A-H		怒り・敵意	60.0	51.8	※-8.2
	V		活気	40.6	42.0	1.4
	F		疲労	59.8	56.2	※-3.6
	C		混乱	68.8	61.2	※-7.6
PIL	Part-A		適応尺度	70.2	81.4	※11.2
PCRS			本人	117.6	99.8	※17.8
			指導員	76.4	85.4	9.0
			差	41.2	14.4	※26.8

N=5　※$p<0.05$　※=正の有意性　※=負の有意性

以上の検査評価の結果から，訓練前後を比較して言語機能を除く，病態認識の基盤となる脳機能として設定した注意，記憶，情報処理，自己認識の脳機能の活性化が推定された．

表7 評価項目と注意訓練課題正答率との相関係数

検査名	分類項目		検査項目	注意訓練課題			
				円分割構成	じゃんけん	言語探索	過不足計算
WAIS-Ⅲ	VIQ		言語性	0.892	0.873	0.634	0.706
	PIQ		動作性	※0.985	※0.990	0.874	0.911
	FIQ		全検査	※0.982	※0.977	0.798	0.854
	VC		言語理解	0.715	0.690	0.408	0.485
	PO		知覚統合	※0.982	※0.975	0.797	0.854
	WM		作動記憶	※0.977	※0.967	0.796	0.854
	PS		処理速度	0.576	0.602	0.838	0.781
	言語性	言語理解	単語	0.875	0.854	0.612	0.686
			類似	0.490	0.463	0.196	0.260
			知識	0.651	0.624	0.341	0.415
			理解	0.366	0.336	0.132	0.187
		作動記憶	算数	※0.974	※0.964	0.782	0.842
			数唱	※0.978	※0.969	0.791	0.849
			語音	※0.969	※0.957	0.771	0.831
	動作性	知覚統合	配列	※0.994	※0.990	0.844	0.894
			完成	※0.998	※0.995	0.867	0.914
			積木	※0.964	※0.958	0.750	0.809
			行列	※0.972	※0.964	0.771	0.831
		処理速度	符号	0.704	0.728	0.918	0.875
			記号	0.186	0.207	0.468	0.392
			組合	0.505	0.441	0.167	0.228
D-CAT	作業量		第1試行	0.913	0.928	※0.977	※0.975
			第2試行	0.709	0.679	0.521	0.587
			第3試行	0.897	0.911	※0.991	※0.984
	見落とし率		第1試行	—	—	—	—
			第2試行	0.714	0.732	0.947	0.908
			第3試行	0.866	0.882	※0.992	※0.977
	作業変化率		第2試行	0.916	0.929	※0.992	※0.990
			第3試行	0.149	0.156	0.028	0.042
POMS	T-A		緊張・不安	0.696	0.667	0.410	0.486
	D		抑うつ・落ち込み	0.806	0.781	0.532	0.608
	A-H		怒り・敵意	0.923	0.907	0.682	0.752
	V		活気	0.411	0.380	0.917	0.834
	F		疲労	0.739	0.712	0.449	0.525
	C		混乱	0.890	0.869	0.662	0.732
PIL	Part-A		適応尺度	0.856	0.836	0.573	0.648
PCRS			本人	※0.964	※0.951	0.789	0.848
			指導員	※0.954	0.940	0.742	0.807
			差	※0.962	0.949	0.774	0.835

(※係数:0.95以上に相関が認められる)

4. 効果の考察

　S.T.Aによる病態認識を治療標的とするアプローチの結果から，S.T.Aによる病態認識を治療標的とするアプローチはこれまでのアプローチとは異なり，病態認識と負の感情の改善に同時に関与することが示された．Prigatano[1]や橋本[3]は，病態認識へのアプローチでは場当たり的でなく構造化されていることが重要であると述べ，包括的な視点から構造化されたプログラムの必要性を示している．負の感情の高まりがリハビリテーションへの参加意欲の低下，訓練への抵抗等の重大な阻害要因となること

からも，病態認識を高めるアプローチにおいて，病態認識の高まりと負の感情の低減を同時に意図した構造化されたアプローチの有用性が示されたと考える．

今後の展望

　本症例では，注意訓練課題と認知行動課題を段階的に活用し，総合的な訓練プログラムとして全体を構成した．他の訓練プログラムと連携した活用方法として，注意訓練課題の部分を別途の訓練課題に置き換えて施行する手法と，他の訓練課題と認知行動課題を併用しながら施行する手法が可能である．他の訓練とS.T.Aの訓練課題を併用することで，他の訓練課題に取り組む当事者の訓練への動機づけを高め，また病態認識を高めることで，訓練の相乗効果が期待できる．

　今後の認知訓練において，社会的行動障害へのアプローチの必要性がより一層高まることが推定される．社会的行動障害に深く関与する病態認識の改善は，高次脳機能障害を抱える人の生活への復帰や社会参加の今後を左右する重要な要因である．しかし，現在その取り組みは定まっていない．この領域への関心を抱いていただき果敢にトライされる人に，この文章が少しでも役立つものとなることを願いたい．

[謝辞]
　本研究に協力していただき，発表を快く承諾してくださった訓練参加者と保護者，およびNPO高次脳機能障害サポートネットひろしまの職員の方に，深く感謝いたします．

[引用文献]
1) Prigatano GP(1996)：Behavioral limitations TBI patients tend to underestimate：a replication and extension to patients with lateralized cerebral dysfunction．Clin Neuropsychol 10：191-201．
2) 馬屋原誠司，中島恵子(2007)：重度の記憶障害を呈した高次脳機能障害者への集団認知リハビリテーション．九州ルーテル学院大学発達心理臨床センター紀要 第6号，pp75-88．
3) 橋本圭司，他(2002)：疾患における障害受容Ⅲ．脳外傷例．臨床リハ 11：510-517．

[参考文献]
Ben-Yishay Y(2000)：Post-acute neuropsychological rehabilitation. In；Christensen AL, Uzzell B(eds), International Handbook of Neuropsychological Rehabilitation．New York, Kluwer/Plenum, 127-135．
Crosson BC, et al(1989)：Awareness and compensation in postacute head injury rehabilitation. Head Trauma Rehabili 4：46-54．
小山充道(1990)：脳障害による病態失認の回復過程に関する研究．心理臨床学研究 8：48-61．
中島恵子(2006)：各症候に対するリハビリテーションの実際 注意障害．高次脳機能障害のリハビリテーション実践マニュアル．pp93-100．医歯薬出版．

中島恵子(2005)：亜急性期脳血管障害患者への認知リハビリテーション―視覚処理速度訓練の効果の検討．九州ルーテル学院大学発達心理臨床センター年報 第4号，pp43-47.
大橋博司(1963)：「疾病失認」(または疾病否認)について．精神医学 5：123-130.
Zangwill OL(1947)：Psychological aspects of rehabilitation in cases of brain injury． Br J Psychol 37：60-69.

行動障害者の適応のための通院グループ訓練

殿村 暁

はじめに

「高次脳機能障害支援モデル事業」によると，行動障害（社会的行動障害）とは，「依存性・退行」「欲求コントロール低下」「感情コントロール低下」「対人関係拙劣」「固執性」「意欲・発動性の低下」「抑うつ」と定義される[1]．これらは脳損傷による神経性疲労や認知的混乱により生じるとされているが，脳の器質的な損傷による直接的な神経心理学的症状だけでなく，その後の不適応を経験する中で引き起こされるいわゆる二次的な症状も含まれる．

行動障害は，程度の差はあっても高次脳機能障害者の多くが経験することであり，社会参加の障害要因となりやすく，とかく周囲からネガティブなイメージをもたれやすい．一方，当事者は，"うまくやろうと思っているのに，周囲と摩擦が生じ，どうしようもならなくなる"といった「生活のしづらさ」を体験しているといえる．家族や支援者は，目の前にある問題を改善したいとの願いは強いが，対症療法的な対応になりがちなため行き詰まることも少なくない．なぜそうした状況が起こるかということを，幅広い視点から検討し，それに合わせた治療・対応法を考えていかなければならない．

そうした中で，ニューヨーク大学医療センター・ラスク研究所の通院プログラム[2)3)]をはじめとして，グループ訓練による治療が効果的であるという報告がなされている[4)5)]．他者との摩擦を生じやすいため，集団の中で対応していくにはそれ相応の配慮が必要ではあるが，グループ訓練ならではの効果が上げられることを，筆者も実感している．

筆者の所属する神奈川リハビリテーション病院での，2001年からの通院プログラムにて障害認識の促進，行動障害に対する適応訓練（特に対人関係のスキルの障害へのアプローチ）に焦点を当てたグループ訓練の取り組みについて紹介する．

目的

通所プログラムでのグループ訓練の主な目的についてまとめると，
　① 障害理解・認識の促進
　② 行動障害に対する適応訓練（特に対人関係のスキルの障害へのアプローチ），
　③ 家族支援

である.

　行動障害の支援では,当事者が感じている「生活しづらさ」を少しでも解消し,「うまくいく」という達成感を持てるような支援が重要と考えている.

　そのため当院の通所プログラムのグループ訓練では,当事者のまず「うまくやろうとしているのに！」という気持ちを支持し,通所プログラム内外を広く見渡し,実際に当事者がうまくいっている事の情報を集めて,それを通所プログラムのグループ訓練にてポジティブにフィードバックすることで安心できる関係をグループ内に築き,自信を回復するきっかけを作る.この段階で通所プログラム利用者の多くが「同じ障害がある仲間がいた」「一人じゃなかった」とわかって「ホッとした」と話すように,グループの持つ意味は大きい.

　また,当院の通所プログラムでは多職種による多彩なプログラム(表1)が用意され,個々の利用者のニーズに適した場面・プログラムが提供できる.それが参加意欲を高めている.「楽しい日課」が持てると,生活リズムが安定し,うまくやろうという積極的な意欲が芽生え,情動面の安定につながる良い循環が期待できる.居場所が見つかり,通所プログラムを楽しめるようになり,日課も安定してくると,周囲を見回す余裕も出てきて,「仲間の様子を見て自分の障害のことがわかった」というように障害への気づきが深まる.グループの中でのポジティブな雰囲気は,"問題に直面した時に対処するための方法を工夫しようとする前向きな姿勢"を後押ししてくれるようである.ポジティブな雰囲気の仲間,通所プログラムの心理教育的アプローチ,また社会的スキル訓練を通して得られる「うまくいきそうな」手ごたえが支えになって,「失敗から学ぶ」土壌ができていく.心理教育的アプローチや社会的スキル訓練では,特に「生活しづらさ」を解消するための「いつ」「なにを」「どのようにすればよいのか」といったことを①わかりやすくする工夫(行動の枠づけ・環境の構造化)や,②うまくいくための道具の利用(社会的スキル・代償手段)を支援する.こうした配慮の下,適応的に振る舞える場面が増えてくることで,行動障害の軽減が図られると考えられる.

　さらに,①自分の気持ちをどうコントロールするかにも視点を向けること,②一人で溜め込まないで相談すること,の行動を促し,「うまくいかない＝行動障害が出現したとき」の対応の幅を広げ,自分らしい対処法として統合していくプロセスを支援することで,通所プログラムを離れた後も「うまくやっていく」力が養えるのではないかと考えている.

　家族にとっては通所プログラムに参加することで,①こうした当事者の変化を見守ること,②スタッフの行動障害への対応を知り,自らの対応を振り返ることができること,③他の利用者の家族と交流し,情報を得られるという利点がある.特に先輩家族との交流は,先の見通しを具体的に持てるようになることや,家族の障害とうまく付き合いながら適応的な部分を広げていった体験談を聞けるなど大きな意味がある.

表1 通所プログラムのセッション構成とその内容

グループの種類（目的）		下位セッション名	担当	回数	内容
コーディネーターセッション	情報提供・心理教育・相談	障害について	コーディネーター（リハ科医・臨床心理士）	12回	「障害について」易疲労，注意障害，記憶障害，遂行機能障害，社会的行動障害，などの高次脳機能障害について知り，メンバー間のディスカッションを通して，自らの障害への気づきを促し，対処法を学ぶ．「社会制度・社会生活・施設見学」障害者手帳や福祉サービス，福祉資源の知見を深め，今後の方向性を考える．
		社会制度	コーディネーター（ケースワーカー）	1回	
		社会生活	コーディネーター（ケースワーカー）	2回	
		施設見学	コーディネーター（ケースワーカー）	2回	
		家族セッション	コーディネーター（リハ科医・ケースワーカー・臨床心理士）	4回（月1回）	利用者家族のグループセッション．障害についての情報提供，家族同士の交流を図る．必要に応じ個別相談を実施．
社会的スキルセッション	社会的スキル訓練	心理・言語セッション	臨床心理士・ST	11回（月2~3回）	人との付き合い方・話し方を学ぶ「社会的スキル訓練」と問題への対処・自分の気持ちへの対処の仕方を学ぶ「コーピングスキル訓練」，「うまくやろう」という目的で，各回「ちょっと困ったとき」や「イライラしたとき」というテーマで利用者の体験を想起．その対処についてグループで話し合い，解決法のシナリオを作りロールプレイする．ポジティブフィードバックや話し方のコツの練習も実施．
		職能セッション	職業指導員	10回（月2~3回）	「パンプキンガーデン」という「貸し鉢」模擬会社に入社．電話による営業，訪問，貸し鉢の交換という作業を実際に行い，その経験を通して障害認識を深め，職場での対人スキルの練習（復習）や代償手段獲得訓練を行う．
		はじめの会・終わりの会	コーディネーター	毎回	その日のスケジュールや連絡事項の確認と振り返りを行う．会の準備と司会役を交代で担当し，人前で話すカンを取り戻したり，代償手段の活用の練習の場とする．
アクティビティーセッション	アクティビティーの提供	PTセッション	PT	4回（月1回）	就労・就学に必要な身体運動機能の評価，運動課題を通して，自分の体の状況への振り返りから，高次脳機能障害への気づきを促し，良好な対人関係をもてるようアプローチしていく．
		OTセッション	OT	4回（月1回）	道具を操作し，物づくり（陶芸）の体験を通して，自己実現を目指す．集団作業を通して，他者との協力やコミュニケーションなど対人関係のスキルを応用する場面を提供する．最終回は自分の作品でお茶会を実施．
		体育セッション	体育指導員	11回（月2~3回）	レクリエーションゲームやスポーツゲームを通して，体力の維持・強化と，活動性・社会性の向上を図る
		レクリエーション	コーディネーター	4回	レクリエーションを通して親睦を深め，グループづくりを行う．各セッションで練習しているスキルや代償手段を応用する．（ハイキング・森林療法・スタッフとの昼食会）
		通プロパーティー	コーディネーター・スタッフ	1回	通所プログラムのまとめとして，「夢」についてのプレゼンパーティーの企画と実施
三者面談		三者面談	コーディネーター・スタッフ	1回	通所プログラムのまとめと通所プログラム終了後の進路相談
スタッフ会議		評価会議	コーディネーター・スタッフ	1回	各科・各セッションでの評価と訓練方針・効果の確認 3カ月目に実施
		通プログループ会議	コーディネーター・スタッフ	月1回	ケース・訓練経過についての打ち合わせ，情報交換 終了後の方針の決定 メンバー選抜など運営についての検討
		コーディネーター会議	コーディネーター	適宜	ケース・運営についての打ち合わせ．スタッフや外来個別訓練担当者との情報交換も行う．

対象の選定

当院での適応基準を挙げる．外来成人患者（主に脳外傷を中心に，クモ膜下出血，脳腫瘍，低酸素脳症など）の中から，

① 何らかの高次脳機能障害を抱え，継続的な訓練を必要とする
② グループ対応による各種情報を提供することが望ましい
③ 日常生活は自立し，就労・就学（復学）などの社会参加を目標とする

を基準に適応する．

方法

当院で行っている通所プログラムは，多職種により多彩なセッションが用意されているが，個別リハビリテーションプログラムの単なる集合体ではなく，各専門職のセッションの特色を生かしながらも，担当スタッフそれぞれが相互に有機的な関係を持ち，利用者一人ひとりの目標に対して共通したアプローチを実施することが特徴である．「高次脳機能障害について学ぶ学校」というイメージである．

＜概略＞

実施期間：4カ月で，毎年5月スタートと11月スタートの2グループ

メンバー数：1グループは6〜8名の固定メンバーで構成

頻度・時間：週2回，1日2〜3時間の枠の中に，2〜3セッションの訓練（1セッション50分）を組み合わせる．

スタッフ（構成・役割）：各専門職スタッフ（リハビリテーション科医，臨床心理士，ケースワーカー，理学療法士，作業療法士，言語聴覚士，体育指導員，職業指導員）はそれぞれの専門のセッションを担当する（**表1**）．担当するスタッフ数はセッションにより1〜2名である．

コーディネーター：通所プログラム全体の総勢20人程度のスタッフの中心にコーディネーターという役割を設定している．リハビリテーション科医，臨床心理士，ケースワーカーが担い，グループにより異なるが4〜6名ほど配している．主な役割は，プログラム全体の計画・管理と，コーディネーターセッションでの心理教育的アプローチ，プログラム中に起きてくる問題への対処を通した行動障害へのアプローチなどであり，高校の担任のような存在である．

家族会・地域ボランティア：家族会である「脳外傷友の会　ナナ」の理事・役員の方々に

家族会の活動の紹介をしていただき，ピアサポートや家族支援についての情報も提供している．また神奈川森林療法研究会のボランティアの方々には，当院が位置する七沢温泉という地域性を活かした余暇活動の一つの提案として，自然とのふれあい，森林浴の紹介，体験をセッションの内容の一部として実施していただいている．

<内容>

通所プログラムで提供するセッションには，グループの目的によって主に3つの種類がある（表1，→57頁）．すなわち①情報提供・心理教育・相談　②社会的スキル訓練　③アクティビティーの提供を柱とするセッションである．

❶ 情報提供・心理教育・相談（コーディネーターセッション）

高次脳機能障害の知識を深め，メンバー個々の状況に照らし合わせながら，自らの障害への気づきを促し，対処法を学んでいく「障害について」，社会制度や福祉的資源についての知見も深め，通所プログラム終了後の方向性を検討するうえでの資料を得る場となる「社会制度」，家族が当事者メンバーの障害の理解を深め，少しでもうまく接していくための方法を，家族同士あるいは個別の面接で話し合っていく「家族セッション」，そして，通所プログラム中に起こってくる疑問，問題を，コーディネーターとの面談で取り上げながら，学んだ対処法をメンバー自身が身につけていくことを促していく「個別の相談」，などのセッションがある．

❷ 社会的スキル訓練（社会的スキルセッション）

対人スキルやストレス状況に対処するためのスキルを練習する「心理・言語セッション」，職場での対人スキルを練習する「職能セッション」，グループミーティングの運営を体験する「はじめの会・終わりの会」などがある．いずれのセッションも人前で話す自信を取り戻していただくことを第一の目的としている．さらに通所プログラムにおける社会的行動障害へのアプローチの柱となる「ポジティブフィードバック」を学び，実践する重要な場となり，いずれのセッションでもメンバー相互がお互いを尊重し，暖かく励ましあえるような雰囲気を作っていく．

❸ アクティビティーの提供（アクティビティーセッション）

スタッフが多職種から構成されている通所プログラムの特色を活かし，さまざまなグループ活動を提供し，グループの親睦を深め，仲間としての意識を強めていくことを目標としたセッションを用意する．座学系のセッションで疲れた脳をリフレッシュしたり，モノつくりの達成感を味わえる場でもある．

評価方法

通所プログラム利用者には，リハビリテーション科医師の診察後，神経心理学的評価，職業評価，社会的評価を行い，障害特性を把握している．

さらに，プログラムの効果を測定するために，開始直後の行動観察，家族からの情報を元に以下の項目について評価する．

①能力障害の評価：FIM，FAM[注1]
②社会参加状況の評価：CIQ（Community Integration Questionnaire）[注2],[6]
③社会的スキルの評価：KiSS-18[注3],[7]
④高次脳機能障害特性の評価：TBI31[注4],[8]
⑤心理的適応感の評価：POMS[注5]

①では，生活全般への適応の程度・変化を把握することができ，一部の行動障害に関連する項目（情緒・障害認識・社会的交流・問題解決・安全判断）の変化を見ることで，プログラムの効果を計る指標としている．

KiSS-18とTBI31は利用者，家族の両者に実施し，その差を見ることで，病識の変化の指標にしている．長期的な効果測定として，利用者の転帰の追跡調査も実施している．

訓練の進め方

ここでは，開始前の準備段階から，Ⅰ期：導入期（開始～1カ月目），Ⅱ期：障害理解・認識へのアプローチ期（2～3カ月目），Ⅲ期：まとめ期（4カ月目）についてそれぞれの時期の概要と進行させていくための留意すべきポイントを，コーディネーターの視点から述べていく．

注1) FIM (Functional Independence Measure)：日常生活動作能力に関する評価法で，セルフケアや排泄コントロール，移動などの運動項目と，コミュニケーションや社会的認知の認知項目からなる．FAM (Functional Assessment Measure) は認知，行動，コミュニケーション，社会参加などの能力に関する評価法で，当院では両者を併用している．

注2) CIQ (Community Integration Questionnaire)：脳外傷者の社会参加状況の評価法で，家庭内活動，社会活動，生産性（就労等の生産的活動への従事について）に関する項目からなる．

注3) KiSS-18(Kikuchi's Scale of Social Skills:18 items)：社会的スキルの評価法で，問題解決，トラブル処理，コミュニケーションのスキルに関する項目からなる．

注4) TBI31（脳外傷者の認知ー行動障害尺度）：脳外傷者の行動障害の評価法で，健忘症，易疲労性，情動コントロール力の低下，現実検討力の低下など，7つの項目，31の質問からなる．

注5) POMS (Profile of Mood State)：気分・感情の状態の評価法で，「緊張-不安」「抑うつ-落ち込み」「怒り-敵意」など6つの項目からなる．

1 開始前の準備段階

通所プログラムは4カ月間という短期間に,非常に多くの情報提供,訓練が集約され,またグループメンバー間同士の密な人間関係も形成される.こうしたグループ訓練は効果が期待できる半面,身体的,認知的,心理的負荷が高いプログラムといえるので,メリットを最大限に活かし,リスクを抑えるための準備が必要である.以下のポイントに留意する.

❶ 期間設定のポイント

高次脳機能障害者のグループ訓練を計画していくときには,①先の見通しがつく,②気持ちの切り替えを促せる,といった利点から,期間を限定していくことがよいと考えている.4カ月という期間は筆者の経験では,利用者同士で仲間意識が高まるとともに,お互いの様子や課題がよく見えてくる時期でもある.そこでいったん区切りをつけることは,課題を整理し,次のステップに新鮮な気持ちで取り組んでいくのに良い機会になると考えている.

❷ グループ構成のポイント

1グループ6～8名という人数は,各セッションを担当するスタッフがきめ細かく対応していくのに適しており,利用者にとっても関係を作りやすく,お互いの距離も保ちやすい.

利用者の構成はある程度限定され,交通事故後遺症が多いため男性が多くなる.しかし女性が2名程度参加できるとよいと考える.年齢,身体障害や高次脳機能障害の状況が異なることでお互いの違いを認識し,適度な緊張感や思いやりが芽生え,自己の状態への気づきも深まり,通所プログラムの目的にプラスに働く部分もある.

❸ 利用者選抜のポイント

当院ではスタッフから推薦があがった候補者について,①リハビリテーションの段階[6],②集団活動への適応力(対人スキル・理解力),③病識(生活での困り感),④参加意欲,⑤利用者同士の相性,⑥家族の協力,についてコーディネーターが情報収集し,スタッフ会議でプログラムの利用が適切な段階に来ているかどうかを慎重に検討し,選抜している.特に本プログラムでは対人スキルの練習を積極的に行うため,「他者とうまくやっていきたい」という動機があるかどうかが重要である.利用に先駆けコーディネーターであるリハビリテーション科医の診察の中で,通所プログラムの目

的を再確認し，最終的な利用の意向を確認している．

2 I期：導入期（開始～1カ月目）

導入期は，訓練参加者がお互いを知り，緊張をほぐしながら，週2日のセッション開催日に「楽しく」通うリズムを作ることが目標となる．まずグループ訓練についてのオリエンテーションを行い，本通所プログラムは高次脳機能障害について学ぶ場であり，他者とうまくやっていくことが目標で，そのため「お願い」にそって行動することを伝える．まずは本プログラムを楽しみ，参加の継続をうながすため，体を動かす場面やレクリエーションを多く用意する．どのセッションもインタラクティブ[注6]な構成で，また1日のセッションは座学系と運動系を組み合わせ，メリハリがあり，わかりやすく飽きのこないプログラム構成を目指す．スタッフは利用者の実際の様子を見守り，各セッションごとに訓練の目標を定めていく．

1カ月のセッションの組み合わせ例を**表2**に示す．

◆ 大事なポイント ◆

❶「お願い」の意義

表1に挙げたセッションのすべてにおいて「対人スキルの練習」は共通する目的となる．その基本となる目標（行動の枠組み）は，以下となる[9]．

【お願い】
① 一緒に楽しく過ごそう
② ポジティブ フィードバック（positive feedback）（親しみのある・感じのいい受け答え）をしよう
③ 時間を守ろう

これは，他者と接するときに「何を」「どのようにすれば」よいかを明確にし（対人関係の構造化），利用者がすでに獲得している適応的なスキルを用いやすくし，摩擦が少ない「うまくやれそうな」雰囲気をつくり，充実した「楽しい」時間を持つことが狙いである．

「心理・言語セッション」のグループ訓練では，この「お願い」を繰り返し取り上げる．特にポジティブフィードバックの練習と称して，相手に視線を合わせたり，話の合間にうなづく，相手の話の良い点をほめるといった対人スキルを，実際に演じていく（ロー

注6) インタラクティブ：通所プログラムでは，講義を聴くだけでなく，質問に答える・意見を述べる・実際に演じてみるなど，積極的な対話型の運営に心がけている．

表2　通院プログラムの例

	12月1日（月）	12月4日（木）
13：00〜13：10	はじめの会（Co.）	はじめの会（Co.）
13：10〜14：00	「当事者活動の紹介」（Co.）	「社会的スキル訓練」心理・言語
14：05〜14：55	「作業を通して社会的スキルトレーニング」職能／「家族・スタッフの話し合い」（Co.）	「スポーツ」体育
15：00〜15：40	「社会制度」（Co.）	14：55〜15：05　おわりの会（Co.）
15：40〜15：50	おわりの会（Co.）	
	12月8日（月）	12月11日（木）
10：50〜12：00	「森林療法について」森林療法研究会（Co.）	
13：00〜13：10	はじめの会（Co.）	はじめの会（Co.）
13：10〜14：00	「アクティビティー」OT	「社会的スキル訓練」心理・言語
14：05〜14：55	「作業を通して社会的スキルトレーニング」職能	「障害について」（Co.）
14：55〜15：05	おわりの会（Co.）	おわりの会（Co.）
	12月15日（月）	12月18日（木）
10：50〜12：00	「森林療法体験ツアー」森林療法研究会（Co.）	
13：00〜13：10	はじめの会（Co.）	はじめの会（Co.）
13：10〜14：00	「環境と身体の関係を探る」PT	「社会的スキル訓練」心理・言語
14：05〜14：55	「作業を通して社会的スキルトレーニング」職能	「スポーツ」体育
14：55〜15：05	おわりの会（Co.）	おわりの会（Co.）
	12月22日（月）	12月25日（木）
13：00〜13：10	はじめの会（Co.）	はじめの会（Co.）
13：10〜14：00	「レクリエーション」	「社会的スキル訓練」心理・言語
14：05〜14：55		「障害について（X'mas Version）」（Co.）
14：55〜15：05	おわりの会（Co.）	おわりの会（Co.）

凡例　■情報提供・心理教育・相談　■社会的スキル訓練　■アクティビティーの提供　　Co.：コーディネーター

ルプレイ）．演技を演じる場は日常の人間関係とは一線が引かれるので，普段以上にポジティブに振舞うことができ，お互いの行動を暖かく見守る雰囲気づくりにもなる．こうした「うまくやれそうな」，お互いが暖かく見守りあう場は，行動障害を未然に防ぐ力を持っていると考える．

❷ 各個人の目標の設定

　この時期は,「なぜプログラムに参加しなければいけないか納得できない」と訴える利用者もいる．障害について学ぶというコンセプトへの理解力は病識に左右されやすいので, 病識が薄い利用者にとっては当然の疑問である．こうした場合, コーディネーターが個別面談の機会を設け, 話を聞きながら, その人に合った目標を模索していく. 説得よりも,「1カ月のお試し」といって, 実際にプログラムを経験し, 参加に意義があるかどうか判断してもらうことが多い．話のうえで納得できなくても, 経験すると納得を引き出しやすい．「楽しいから参加する」と話す利用者は多く, 楽しい雰囲気づくりも, この時期の重要なポイントである．

❸ 情報交換の流れを作る

　グループ訓練では, スタッフ間での目的・情報や対応方法の統一または役割分担といったことを臨機応変に実施していくことが特に重要である．そのため, 当院ではコーディネーターがメンバーの情報を一括して収集・伝達するシステムを構築した．具体的には「はじめの会」で利用者のその日の状況を把握し, 利用者が参加するセッションの担当スタッフにつなぐ, 院内LANを活用してタイムリーな情報伝達を図る, 家族との情報交換, 重要な課題はスタッフ会議で検討する, である.

❹ 脳の疲れ（神経性疲労）への配慮

　未経験な場面での緊張の高まりと, 集団への適応という心理的な負荷がかかる時期なため, 体の疲れはもちろん, 脳の疲れ（神経性疲労）が顕著になりやすい時期でもある．疲れをうまく取り除きながら, 週2回定期的に通うためのコンディションを整える経験は, その後「うまくやる」ための基礎となる．「コーディネーターセッション」の障害についてのセッション中で, 脳の疲れについて詳しく説明し, 個別の面談でも確認していく．講義の合間に体操をはさんだり, 水分補給を積極的に促すなど, 脳の疲れを取り, 注意を持続させる方法を体験していく．感情のコントロールに課題がある利用者は多いので, こうした体験を通して, イライラの要因, 現在の状況を知り, 本人なりの対処法を学べるようにしていく．

3 Ⅱ期：障害認識・理解へのアプローチ期（2〜3カ月目）

　この時期にはメンバー同士の会話が増え, ポジティブフィードバックが浸透し, グループにまとまりがでてくる．プログラムは核心に入り, 各セッションで障害認識を

深める心理教育的アプローチが進められる．すなわち「コーディネーターセッション」で高次脳機能障害について知り，「社会的スキルセッション」で"うまくやっていくための方法（解決法のシナリオを作り，ロールプレイをする）"や"自分の気持ちとうまくつきあうための方法"（社会的スキルやコーピングスキル）を確認し，「アクティビティーセッション」で「リラックスして楽しむ方法」を知っていく．ロールプレイやレクレーションでは学んだスキルを応用するよう求められる．この場は，利用者同士お互いの振る舞いを観察する場にもなり，相手を見て，自分の障害に「気づく」という流れが展開されやすい．利用者自身の問題が示されることもあり，痛みを伴う場でもあるが（その点についての注意，観察は必要），仲間がいることは大きな支えになる．メンバー同士のポジティブなやりとりは，自分のうまくいく面に目が向くきっかけにもなり，自信の回復につながる．さらに「うまくやっていくため」の自発的な工夫も出てきて，代償手段を用いるチャンスも広がってくる時期である．

◇ 大事なポイント ◇

❶ わかりやすく，気づきやすくする工夫

障害認識へのプロセスを進めていくには，まず「わかりやすい」情報提供を通して，高次脳機能障害について知ってもらうことが重要である．例えばセッションの講義では伝える情報量を絞る，レジュメを配る（**図1**），利用者にはメモを取ってもらう，質問に答えてもらう，ロールを演じてもらう（行動する）など，利用者の五感に訴える内容にする．情報理解のための確認も重要で，セッション前半は前回のセッションの振り返りに時間を割く．レジュメは「通所プログラムファイル」で管理するよう求め，情報管理とともに代償手段の使用の練習にしていく．

事例では，「障害について」のセッションでの「社会的行動障害」の講義にて，ある病院の救急部に勤務する医師が救急の処置に追われパニックになったときのエピソードを例に取ったことがある．実はこの話は，この講義を担当するリハビリテーション科医の体験であり，参加メンバーもそれを察している．目の前の医師を見て「この人の話だろうな…」とニコニコしながら，「私もそうだ」「私ならこうする」と意見が出てくる．このようなメンバーの「ノリ（＝共感）」が引き出せると，自分の言葉で自身のパニックの体験を話し出せるようになる．これは自身のもつ行動障害について「知る」から「気づく」の第一歩でもある．

記憶障害をもつ利用者の場合，体験を語ることは難しいが，「今，ここでの困り感」を取り上げていくことができる．例えば社会的スキル訓練の「はじめの会」のセッションでは，会の司会は利用者が交代で担当するが，"出席を取りたいが名前が思い出せな

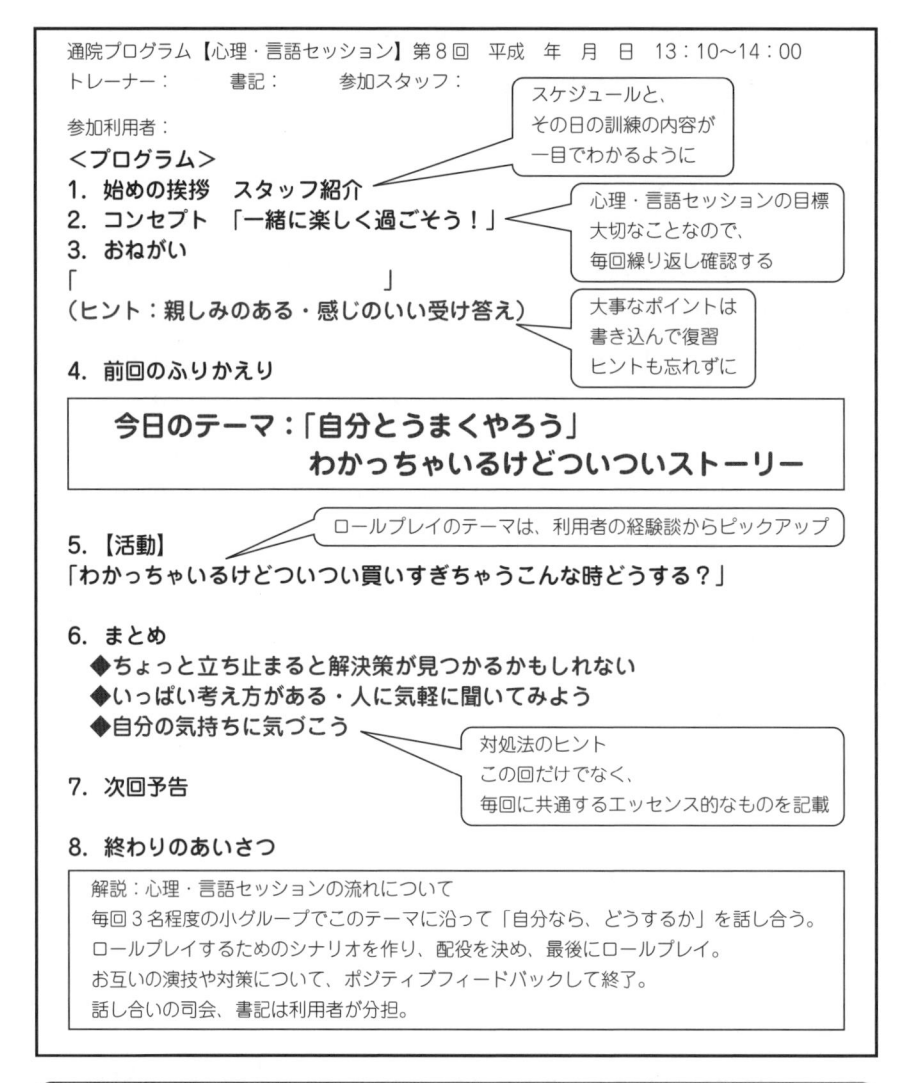

```
通院プログラム【心理・言語セッション】第8回　平成　年　月　日　13：10～14：00
トレーナー：　　　書記：　　　参加スタッフ：
参加利用者：
    ＜プログラム＞
    1. 始めの挨拶　スタッフ紹介
    2. コンセプト　「一緒に楽しく過ごそう！」
    3. おねがい
    「　　　　　　　　　　　」
    （ヒント：親しみのある・感じのいい受け答え）

    4. 前回のふりかえり

    ┌─────────────────────────────┐
    │ 今日のテーマ：「自分とうまくやろう」   │
    │       わかっちゃいるけどついついストーリー │
    └─────────────────────────────┘

    5. 【活動】
    「わかっちゃいるけどついつい買いすぎちゃうこんな時どうする？」

    6. まとめ
       ◆ちょっと立ち止まると解決策が見つかるかもしれない
       ◆いっぱい考え方がある・人に気軽に聞いてみよう
       ◆自分の気持ちに気づこう

    7. 次回予告

    8. 終わりのあいさつ

    解説：心理・言語セッションの流れについて
    毎回3名程度の小グループでこのテーマに沿って「自分なら、どうするか」を話し合う。
    ロールプレイするためのシナリオを作り、配役を決め、最後にロールプレイ。
    お互いの演技や対策について、ポジティブフィードバックして終了。
    話し合いの司会、書記は利用者が分担。
```

吹き出し注記：
- スケジュールと、その日の訓練の内容が一目でわかるように
- 心理・言語セッションの目標 大切なことなので、毎回繰り返し確認する
- 大事なポイントは書き込んで復習 ヒントも忘れずに
- ロールプレイのテーマは、利用者の経験談からピックアップ
- 対処法のヒント この回だけでなく、毎回に共通するエッセンス的なものを記載

図1　わかりやすくする工夫の例：心理・言語セッションのレジュメ

い！"という場面があれば，代償手段の必要性に気づくチャンスになる．

❷ 問題への対処のポイント

高次脳機能障害は問題解決能力の低下を招きやすいので，通所プログラムでは「うまくいく」雰囲気づくりを重視し，何か起きそうになる前の支援を大切にしている．ストレスを溜め込まないよう，何かあったときに利用者が自ら相談できるようにすることが重要であり，そのため，個別面接の機会を多く設けている．

しかし，それでも問題は起きてくる．問題への対処に必要な事は，急場の対応と，

よりうまくいくための要因分析と支援の工夫である．われわれは，直接対応する役割，フォローする役割など役割分担を積極的にとるため，急場の対応は，極力スタッフが複数で対処するようにしている．さらに，個別の面接の機会を設け，利用者の訴えやサインをつかみ，問題の要因を推定していく．そこで見えてきた支援方法を，とりあえず２週間など期間を決め，スタッフで共有し実施してみる．２週間後に支援の効果を見極め，必要に応じて修正していくといった形で，よりうまくいくための工夫をしている．その利用者の方の得意なこと，うまくいっていることの情報を集め，問題に置き換わるような設定ができると，問題の改善につながる場合が多い．

❸ 生活を評価する

　この時期は慣れ親しんできたことによる緊張感の緩和からくる，ちょっとした問題やトラブルが起きやすい時期でもある．スタッフはまず，今何が起こっているかを知る姿勢が重要で，通所プログラムの時間内だけでなく，通院時や休憩時間での様子，家庭での様子など広く情報収集し，様子を見守っていく．個別面接や家族との情報交換は必須だが，テーマを絞った日誌を宿題にすることで，生活についての踏み込んだ評価ができる．例えば理学療法によるセッション（PTセッション）にて１週間万歩計をつけて歩数を日誌に記する課題にしているが，運動量が数値で現れるので，客観的に生活の様子をつかむことができる．記憶障害がある方や生活が不規則になりがちな利用者の様子をつかむのに有効である．

❹ 脱抑制について

　前述したような「ノリ」のいいセッションは，一方でともすると不要な発言をしてしまうといった脱抑制的な行動を引き出しやすい．このような時，その場での対応は刺激のコントロール（言葉かけを少なくする，不適切な発言には応じないなど）が中心となるが，個別に振り返りの場を設け，気づきを促し，目標を立てることもある．その場合は「いつ」「どこで」「どうする」を明確にし，不適切な言動に置き換わる適応的な行動を目標にしていく．自由場面ではそうした設定が難しいものだが，「相手の名前を呼んでから話す」といった発言の仕方を取り決めたり，具体的な振る舞い方をメモにして常時確認できるようにすると注意を喚起しやすい．

4 **Ⅲ期：まとめの時期**（4カ月目）

　プログラムの終盤に差しかかるとグループの凝集性はさらに高まり，一様の盛り上がりが生まれる．プログラムの中で自信を回復していく過程では自然なことで，通所プログラムを「元気が出るプログラム」と呼ぶゆえんでもある．しかしプログラム終了後，利用者は次の目標（進路など）に向けて厳しい現実に直面していかなければならない．通所プログラムの成果を統合したうえで，気持ちの切り替えも必要である．そのための卒業式ともいえるのが，通所プログラムパーティーと三者面談のセッションである．

　通所プログラムパーティーは，将来への「夢」というテーマで，それぞれが通所プログラムのプロセスを振り返り，何らかのプレゼンテーションを用意し，聞かせたい人を招待して発表することが課題である．その準備から運営まで利用者に主催していただく．パーティーの計画やプレゼンテーションは，共に今まで築き上げてきた利用者同士の協力関係をベースに，過去の経験やセッションで学んできた社会的スキルを活かし，広い意味での遂行機能を発揮する場となる．

　三者面談では，利用者・家族・コーディネーターをはじめとしたスタッフで，通所プログラム終了後のプログラムについて話し合う．社会復帰までの時間は思いの外かかるので，通所プログラムの熱気を冷まし，焦らず次の歩みを見定めていく必要があることを伝える場となる．

◆ **大事なポイント** ◆

　4カ月間という短期間でも思いの外，内省が進むケースがあることをわきまえ，気づきが深まることによるうつ的な状況への注意が必要である．こうした変化は表面的な行動からは見えない場合があるので，POMSを実施してスクリーニングを行い，個別面接で利用者の話を聞き，焦らず目の前の課題を一つひとつ解決していくことに目を向けるよう促していく．今までのセッションにて練習してきた「自分の気持ちとうまくつきあう方法（コーピングスキル）」が役に立つ場面でもある．

　さらに，次のステップへの利用者の不安を鑑み，社会資源を実際に見たり，先輩たちの通所プログラム後の様子を知る機会を提供していくことも重要である．通所プログラム終了後も支援は継続されることや，進路は就労から福祉的就労[注7]まで幅広くあることが認識できると，気持ちにゆとりも生まれてくる．

注7）福祉的就労：福祉的な社会資源（授産場など）を活用し，支援を受けながら職業的リハビリテーションをかねて働くこと．

家族への支援

　家族への支援として通所プログラムにて家族セッションを設定し，情報交換や家族同士の交流を行っている．家族セッション以外の各セッションへの参加も歓迎している．参加を強制することは難しいので，家族の主体性を尊重している．

　プログラムの狙いとは逆に，通所プログラムでは適応的でも家庭で問題が出てしまうケースもある．行動障害に悩む家族は，対応に疲弊していたり，長期にわたる継続的な支援を必要とする場合も多い．家族の困り感を時間をかけて，またタイムリーにフォローできる体制を作ることが大切である．その点について，当院ではコーディネーターの中に神奈川県の高次脳機能障害支援コーディネーターがいる強みを活かし，家族会や地域の支援機関を紹介し，家族が問題を抱え込まずにすむようなネットワークを作るようにしている．

　通所プログラムを機会に外来リハビリテーションから地域の社会資源の利用への転換を図るとか，引きこもりがちだった方が社会参加を模索するといったチャンスを作ることができる．これは当事者本人だけでなく家族の支えにもなると考えている．このような意味で，通所プログラムに4カ月間という期限の区切りがあることは，先が見えにくい状況の中で課題を整理し，見通しをつけることにつながる．

事例紹介

　当院では，本通所プログラムを2009年3月までに15期まで実施し，通所プログラム終了後，第1期～第12期までの利用者（78名）について転帰を調査した．

　評価結果の分析とFIM・FAMの合計得点で75名（96％），CIQの合計点で71名（91％）が改善を認め，下位項目は両検査全項目で統計的に有意な改善を認めた（**表3, 4**）．FIM・FAMの情緒・障害認識・社会的交流・問題解決・安全判断など行動障害関連項目が通所プログラム開始前は4点台にとどまり要介助レベルであったが，終了後は全て5点以上で，要監視～自立レベルへと改善が認められ，プログラムの効果を示していると考える．過去に実施した同等の障害があるコントロール群との比較研究でも，FAMの情緒・就労の可能性・社会的交流・問題解決・注意力，CIQの社会活動・生産性で統計的に有意な差を認め，この結果を支持していると考える[4],[5]．

　またKiSS-18で自己評価と家族評価の差をみると，開始時の差が，終了時には統計的に有意に縮まっており，障害認識の深まりを意味していると考えている．

　転帰についての追跡調査については通所プログラム終了後，就労・就学は32名（41％），

表3 通所プログラム利用者78名のFIM・FAMの訓練前後の採点結果の比較

	開始前	終了後
FIM運動合計	89.6±3.60	89.8±3.48
理解	5.96±0.95	6.17±0.93
表出	5.92±0.95	6.13±0.86
読解	6.00±0.88	6.14±0.88
書字	5.97±0.98	6.10±0.92
発話明瞭度	6.27±0.88	6.46±0.75
情緒	5.15±1.11	5.71±0.99
障害認識	4.53±1.12	5.41±1.20
就労の可能性	4.05±1.24	4.78±1.23
社会的交流	4.87±1.20	5.71±0.94
問題解決	4.63±1.03	5.28±1.02
記憶	4.97±1.06	5.35±0.98
見当識	6.14±1.03	6.35±0.95
注意集中	5.62±0.90	6.26±0.69
安全判断	5.94±0.81	6.12±0.72
FIM認知合計	26.4±3.90	28.6±3.65
FIM・FAM認知合計	76.0±9.80	81.9±9.46

FIM・FAMは6点以上が自立．5点が要監視レベル．
網カケセルは行動障害に関連がある項目

表4 通所プログラム利用者78名のCIQの訓練前後の採点結果の比較

	開始前	終了後
家庭内活動	2.79±2.25	3.62±2.01
社会活動	6.04±2.30	7.60±2.12
生産性	1.88±1.45	4.13±1.40
合計	10.7±4.58	15.3±4.16

通所プログラム利用後，全項目で統計的に有意な改善が見られる．

福祉的就労を含めると約70％の方が社会復帰していた．一方，プログラム終了後仕事につくまでの期間は，復職で平均227日，新規就労で504日，福祉的就労で平均282日かかっていることもわかった．

＜症例紹介＞
　症例を通して通所プログラムの中での行動障害へのアプローチをまとめてみたい．
　Aさんは，受傷後仕事に就くが長続きせず在宅生活が続く中，高次脳機能障害について知り，感情のコントロール，対人面での課題を感じられ，通所プログラムに参加された20代

男性である．社交的な方でリーダー的な存在になり，プログラム参加後，1カ月目には家庭でも「通所プログラムに楽しく通い，日課ができ穏やかになった」と報告された（楽しい日課の効果）．しかし家族との衝突は断続的に続き，本人より面談の希望が出された．面談を通して通所プログラムの中ではうまく自分をコントロールできていたが，家庭では自分のペースで事が進まないことがイライラの要因と気づく．家族との距離をどう保つかが大切ということになり，家庭内での役割・仕事を明確にする作業を行った．イライラしたときには自分から離れるなどの対処法があることを確認した．その後も面接を継続し，家族とうまくいく場面が増えてきたことを確認できた（「相談」による要因の分析と対処策の検討）．

最後のまとめとして行われた「三者面談」では，家族が出すサイン（妻の目配せや「もういいんじゃない」といった言葉かけ）に気づいたときにもその場から離れる，家族も本人の状況を理解するといった複合的な対策をとることを確認し，通所プログラムは終了となった．これで課題が解消したわけではなく，通所プログラムの終了後も外来にて目標の実現に向け支援が継続されていったが，通所プログラムを通して障害への認識を深め，困った時には"相談"という問題解決スキルを上手に活用できるようになられており，今後適応を広げていかれるうえで，通所プログラムで培ったことが大きな力になると思われた．

今後の展望

今まで述べてきたように，通所プログラムは効果は期待できるが，リスクもあるので，それに備えながら，プログラムの効果を最大限に発揮できるよう努めていくためには，利用者の状況を的確に把握し，提供している訓練の意味を吟味することが重要である．そのため評価方法を模索してきたが，提供するプログラムが多岐にわたるため，効果的かつ効率的なバッテリーの作成に至っていない．新たな検査も開発されているが（社会適応障害調査票[注8]など），よりよい評価バッテリーの作成が課題となっている．

一方，通所プログラム終了後，現実的な社会参加を果たすまでにはそれ相応の時間がかかり，次のステップの用意が必要で，さまざまな社会資源との連携を前提に成り立っている．高次脳機能障害支援コーディネーターを積極的に活用し，障害者職業センター，家族会，社会福祉資源などとのネットワークを今後もさらに充実させていきたいと考えている．

また重度障害者を対象とした生活支援グループ，認知訓練グループ，長期間の支援が可能なグループなど，対象者を広げた目的別グループの創設も望まれる．身体障害者更生施設な

注8）社会適応障害調査票：社会的行動障害が生活の中でどのような問題として現れてくるかを評価するために，駒澤らにより作成された．6つの因子からなり，TBI31と重なる部分は多いが，「抑うつ」因子が取り上げられている[10]．

どの福祉施設や，精神科デイケアの中に，通所プログラムのノウハウを活かしたグループアプローチが設置できないか検討している．

　さらに，家族が当事者と共に暮らそうとする日本的風土の特徴を活かしながら，より積極的な家族支援の方法を模索していくことも必要と感じている．若年層に多い外傷性脳損者の家族は忙しく，家族の負担を支えながら，共同治療者になっていただくための工夫が必要である．オンラインでの支援システムや心理教育プログラムなど，家にいて支援の専門家とのやり取りができるような方法もあると考えている．

　最後に，通所プログラムコーディネーターとして日常の業務を支え，本稿の執筆に多大な示唆を頂いた青木重陽先生，林恵子先生，斉藤敏子先生，通所プログラムスタッフ，そしてなにより通所プログラムを通していろいろなことを学ばせていただいた利用者の皆様に感謝申しあげます．

[参考文献]
1) 国立身体障害者リハビリテーションセンター (2003)：高次脳機能障害支援モデル事業中間報告書．
2) 立神粧子 (2006)：「脳損傷者通院プログラム」における前頭葉障害の補填戦略（前編）．総合リハ 34：1000-1005．
3) 立神粧子 (2006)：「脳損傷者通院プログラム」における前頭葉障害の補填戦略（後編）．総合リハ 34：1106-1110．
4) 岡本隆嗣，他 (2005)：脳外傷リハビリテーションの新しい流れ－認知リハビリテーション．里宇明元，他・編：先端医療シリーズ36 リハビリテーション医学の新しい流れ．先端医療技術研究所．pp192-197．
5) 橋本圭司，他 (2003)：脳外傷者に対する通院プログラムの試み．リハ医学 40：699-706．
6) 石田 暉・編 (2005)：ケアスタッフと患者・家族のための頭部外傷－疾病理解と障害克服の指針．医歯薬出版．
7) 菊池章夫・編著 (2007)：社会的スキルを図る：KiSS-18ハンドブック．川島書店．
8) 久保義郎，他 (2007)：脳外傷者の認知-行動障害尺度（TBI-31）の作成．総合リハ 35：921-928．
9) 長尾初瀬，他 (2003)：高次脳機能障害者の退院後の支援プログラムの検討．日本行動療法学会第29回大会発表論文集．pp176-177．
10) 駒澤敦子，他 (2008)：高次脳機能障害者における社会的行動障害についての検討（1）．高次脳研 28：20-29．

軽度脳外傷者の自己認識訓練

長野　友里

はじめに

　交通事故などによる外傷性脳損傷のために高次脳機能障害とよばれる後遺症を抱える若者が増えている．なかでも，軽症の脳外傷者は一見してわかるような身体の障害がなく，高次脳機能障害も神経学的検査上はあまり顕著でなく，かつMRIなどの画像検査でも明らかになりにくい場合がある．そのような脳外傷者は，退院後，早期から社会に復帰するよう周囲から求められるものの，実際に社会に出てみると以前とは違う自分に気づき，過度な努力をして以前の自分に戻ろうとして挫折したり，混乱したり，抑うつ状態やひきこもりに至ることもある．

　われわれは，このような比較的軽症の脳外傷者に対して，自分の障害を正しく認識し，障害を受容していくことができるようになるとともに，状況の似た脳外傷者との交流により挫折によって傷ついた心を癒され対人関係における自信を取り戻すことができるようになることを目的に，心理教育的グループワークを行っているので紹介する．

意義と目的

＜グループワークの基本的な考え方＞

　グループワークを行う際の基本的な考え方としてSohlberg (1989)[1]が，高次脳機能障害のグループ療法の長所としてまとめた以下のポイントを元にしている．

① サポートネットワークを患者に提供する機会を含む
② 適切な行動のモデルと強化される機会を含んでいる
③ 日常的な場面への治療で獲得した技術般化を促進する機会を含んでいる
④ 現実的な検討によって患者の自己認識の正確さを高める機会を含んでいる
⑤ スタッフ・患者の治療比率を経済効率よく準備できる

　すなわち，メンバーは，スタッフと他のメンバーとのポジティブな雰囲気の中で支えられる経験をすることができ（①），互いの行動をスタッフのアドバイスや他のメンバーの成功体験と照らしあわせて，よい解決方法を考えたり（②），それを実行してみた結果について話し合い，再検討し（③），メンバーが気づいたことや，他のメンバーの指摘などを適切に取り入れて本人の自己認識に結びつけるため，スタッフがアドバ

イスする（④）．そして，そのような形での関係が，1対1の面接や，1対多の講義形式では得られないような，有機的な関係を生み出し，効果が高まると思われる（⑤）．

<目的>
本グループワークの目的は以下の5つである．

❶ 障害認識の改善
まず最も重要な目的は障害に対する理解や認識を実感として感じられるようにし，適切な代償手段を講じられるようにすることである．これが可能になれば，たとえば復職後，会社で伝票の数字を一桁間違えたという経験をしたとき，「偶然電話がかかったせい」などと，たまたまなこととして流さずに注意障害によるものとして正しく認識し，同じ失敗をしないためにチェックリストを用意したり，見直しを一度余分にしたりするなどといった方策をとることができるようになる．そのような代償手段をグループワークのメンバー間で情報交換するのも，よい刺激となる．

❷ 他者に対して自分の障害を説明できるようになる
他者に対して自分の障害を説明できるようになることは適切なサポートを引きだすのに重要である．障害の認識が不十分な人は，自分の障害を他者にわかってもらうことが難しく，さぼっていると誤解を招いたり，能力以上のことを依頼されたりすることがあるため，自分の障害の説明とその対応のしかたについて適切に他者に依頼できるようにすることが周囲と協調するために大切である．

❸ 社会性や対人関係の改善
また，グループでの討議を通して社会性や対人関係の改善をはかることも目的の一つである．グループは少人数で毎回同じ人と顔をあわせるため，過度の対人緊張をせずに自分の意見を言えるようになってくる．リラックスして話しあえるポジティブな体験は，対人関係での自信を持つことにもつながる．

❹ 次の訓練（就労支援など）のステップへつなぎやすくすること
病態認識を高めることは，次のステップへつなぎやすくなる．また自分が通う予定の職業準備訓練に通っているメンバーに，訓練の内容や受ける指導などについて聞くことで，これから臨む新しいプログラムへの不安が解消されることもある．

❺ **精神的な適応状態の改善**

　また，精神的な適応状態を改善する目的もある．脳外傷者たちは高次脳機能障害のため，普段から失敗やトラブルを引き起こしやすく，そのために注意されることが多いので精神的ストレスを負いやすい．人から受け入れられる体験，意見を聞いてもらう体験のできる場が精神的な安定につながる．

対象

　高次脳機能障害がありながら，その認識が不十分な人で，リハビリテーションや社会復帰の段階で行き詰まっていたり，一歩認識を改善することでより高いゴールをめざすことが可能と思われる人の中から，個人訓練よりも集団のほうが効果が期待できると思われる人を選択する．

方法

＜頻度と構成＞

　毎週1回1時間を4カ月間（計16回）で1クールとする．1クールにつき5～6人の対象者で，1クールの間はメンバー固定とする．スタッフは，2人（リーダーとサブリーダー）で行い，リーダーが話題をすすめ，サブリーダーがメンバーの理解や参加を促進する．サブリーダーの役割のスタッフは，記録も担当し，その日のグループワークの振り返りができるようにする．

＜準備＞

❶ **事前課題**

　あらかじめ訓練参加予定者に「自己紹介カード（第1回目に自己紹介するときに使用）」の記入，および「事故にあってからの私」という題で作文を書いてきてもらう．これは，グループワークの初回では自己紹介してもらうが，参加者が自分のことを話すとき過度に緊張して失敗体験をしないためと，書いてきてもらった作文の内容から開始前の認識の状態を把握しておいて，訓練実施後の作文と比較し，効果測定を試みるために行う．

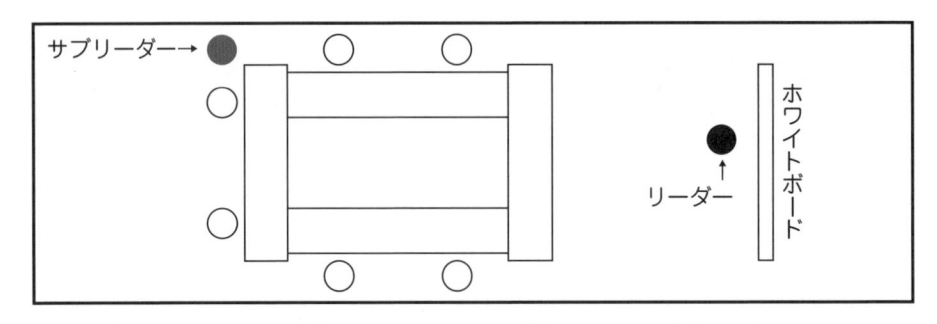

図1 グループワークの配置

❷ 部屋の準備

　グループワークを行う部屋は明るくて広めの，比較的空間に余裕のある部屋がゆったりとした気持ちを維持しやすいと思われる．ホワイトボードのある部屋で，メンバーが互いの顔が見えるように机を配置する（**図1**）．
　サブリーダーの人は理解が遅かったり発言に促しが必要そうなメンバーの近くにさりげなく座りサポートできるようにする．
　机上には，互いに見えるように名札を置き，全員が名前を覚えてしまうまで毎回使用する．これは，記憶障害もあるメンバーたちが，互いの名前を覚えることに労力を割かずに，会話に専念できるようにするためである．司会進行は前に立ち，現在の話の内容や進行状況を細かくホワイトボードに記す．これは，理解力や記憶力の差が会話に影響してしまわないためである．

❸ 参加メンバーの選定

　グループワークを行うにあたり，最も気を使うのは訓練参加メンバー（メンバー）の選定である．高次脳機能障害者は，コミュニケーションを適切に持つことが難しい人が多いからである．お互いに過敏に反応してケンカになりやすいようなメンバー同士や，逆にどちらかが過度に接近したがるような（特に男女間における）場合も同席させないように注意する．
　また，メンバー間で理解力に大きな差があると，グループ内の会話についていけず，進行が滞るため，言語的な理解力が大方同等なメンバー同士をグループにする．このことで，お互いに劣等感を感じることなく安心して参加することができる．
　グループワークの開催期間中の人間関係については，スタッフが毎回注意深く観察し，必要に応じてメンバーに個人面接を行うなどして，適切な関係を維持できるようにする．
　このような配慮により，グループワークのよい雰囲気を維持することができる．

図2 自己認識の階層（Crosson, 1995）

＜グループワークの内容と進め方＞

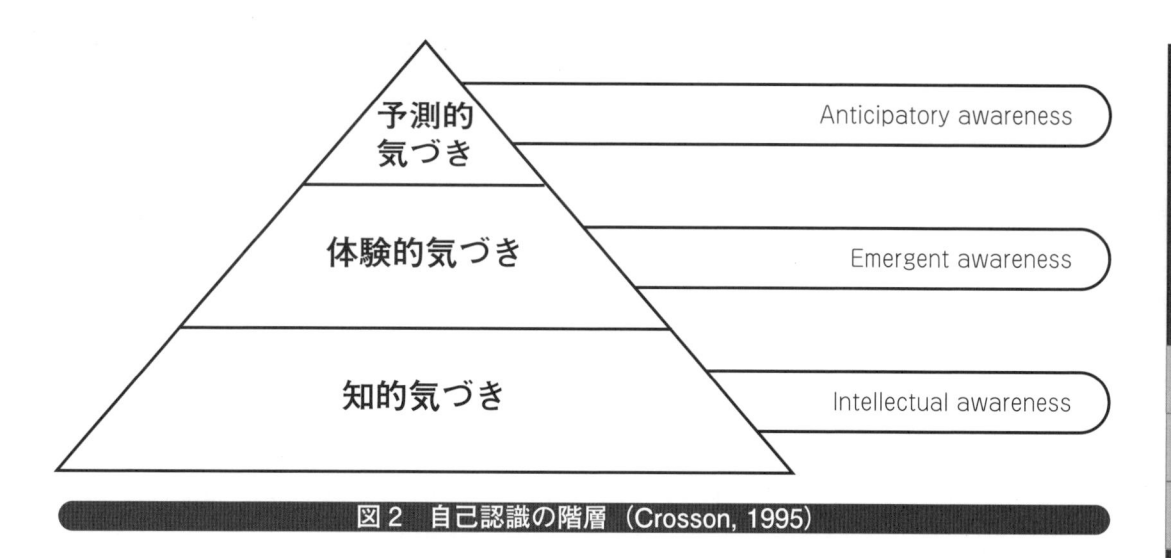

グループワークの内容と進め方について**表1，図3**にまとめる．

本グループワークでは，「障害の認識」を改善することを大きな目的としているため，毎回の内容はその目的に沿ったものにする．障害の認識を改善するためのアプローチとして，われわれが基にしているのはCrossonら（1995）による障害認識の階層モデルである（**図2**）[2]．

このモデルでは，最下層の「知的気づき」（障害が何であるかを知っており，それについて述べることができる）から，「体験的気づき」（自分の障害により経験される体験がその知識と結びつき，補償行動をとろうするなど，対処を試みる）段階，さらに起こりそうな問題を予測し予防する「予測的気づき」段階へと進んでいくと考えられている．

この階層モデルに基づいて第2回～第9回のグループワークは障害についての講義と体験を語り合うことから構成される．すなわち，毎回10分ほどメンバーに共通する高次脳機能障害の一つずつに焦点をあてたテーマで講義を行うことによって，まずは"障害とは何であるか""どうすればよいのか"といった「知的気づき」にアプローチする．これはたとえば，記憶障害とはどういうものであり，その対処方法としてはどのようなものが考えられるという知識を講義形式で教える形で行う．

その後，メンバー同士で自分の体験について話し合ってもらったり，また前回から今回までの1週間の出来事の振り返りを発表する中で，自分の体験を整理することによって自分の持つ障害を認識する「体験的気づき」にアプローチする．たとえば昨日の失敗体験を話したメンバーに，他のメンバーが自分の類似した体験を話し，それはこの間の講義での話でいうと，このような障害であるという話をスタッフが補足する．この過程

表1　グループワークの実施内容と進め方（全16回）

＜第1回＞　出会い

・お互いを知るため，「自己紹介カード」を見ながら，自己紹介
・リーダーから今後の進め方についての説明（メンバーはメモをとりながら聞く）
・「PILテスト」の実施（効果測定のため）
・その日のグループワークの感想を「グループワークノート（図3）」に記入してもらう

＜第2回〜第9回＞　講義内容と体験の結びつけ

・前の回からその日までの1週間の出来事（高次脳機能障害にまつわりそうなエピソード）や前回のグループワークの内容から考えたこと，感想などを一人ずつ発表する．
　その中に，講義や例示の必要な出来事が含まれていれば，リーダーから説明し，整理する機会にする．（約30分）
・講義：注意障害，記憶障害，遂行機能障害，感情のコントロールなど，高次脳機能障害を1つずつとりあげ，講義形式で解説する．（約10分）
・メンバーに自分にひきつけて考えてもらい，体験や意見を発表してもらう．他のメンバーの発言に触発されて，次々に話題が展開することも多いが，リーダーが広がりすぎないようコントロールする（約15分）
・その日のグループワークの振り返り，感想をノートにまとめる．この時間に，わかりにくかったところや，理解の不十分なところについてはメンバーが他のメンバーやスタッフに再度説明を求めることもできる．（約5分）

＜第10回〜第14回＞　作文発表会に向けての準備

・作文の書き方についての講義（起承転結のつけかた，内容の検討）を行い，遂行機能障害があってもスムーズに取り組めるようにする（作文は自宅で書いてきてもらう）．
・14回目にメンバー同士でリハーサルを行い，お互いの作文を聞きながら，自分の作文を再度検討し直す．
・発表会のテーマをメンバーで決め，家族や担当スタッフなど「聞いてほしいひと」に向けて案内状を作る．案内状はメンバーが作成し配布する．
（※皆の前で発表するという形は，「人にうまく自分の障害を伝えるためにはどうすればいいか」をより真剣に考えるのによい機会となる．）

＜第15回＞　発表会開催

・発表会．概ね30名強の前で発表し，ホームビデオに録画する．
（※これは適度な緊張をもって臨むためである．）

＜第16回＞　反省とまとめ

・反省とまとめを行う．聴衆からの感想なども読みながら，お互いの発表のよかった点などについて話し合う．
・効果測定のために，PILテストを実施する．
・メンバー全員の発表会の原稿をまとめた文集を，記念に贈呈する．

1回　1時間行う

第　　回		平成　年　月　日
今日のグループワークの内容		
今日の感想		
次の回までの間にあったことで，グループワークで話したいことのメモ		

図3　グループワークノート

で，メンバーは客観的主観的に自分や他者の障害について「聞き」「語る」経験をし，「ああ，ほかの人もこんなことがあるのか，自分のあの体験と同じだ，これが障害ということなのか」と気づく．また同時に「自分だけではなかった」とほっとしたりするような癒しの効果も期待できる．またこのような形のグループワークでは予測的気づきまでのアプローチは難しいが，その後の生活や訓練の中で，グループワークで得た体験的気づきが予測的気づきへのステップとなることも期待できる．

<実施上の留意点>

グループワークの効果を活かすためには先述の「参加メンバーの選定」や「グループワークの内容と進め方」は非常に重要なポイントであるが，そのほかの必要なポイントを以下に掲げる．

❶ 高次脳機能障害の特性に配慮する

本グループワークでは，記憶障害や注意障害といった個々の高次脳機能障害を改善する目的で行うものではないため，むしろそれらの障害がグループワークの進行の妨げにならないように留意することが大切である．

たとえば，記憶が悪く，講義の内容や他のメンバーの話を覚えていられない人のためには，ホワイトボードにリーダーが話の内容を書きまとめたものを，書き写し終わるまで待ったり，場合によっては複数回説明したり，次の回の始まりのときにはさりげなく前回の復習のような内容をおりまぜて，想起を促すようにする．

課題へのとりかかりが遅いメンバーや，作文や案内状の作成にどこから手を着けたらいいかわからず，とまどうような遂行機能障害のあるメンバーのためには，段取りや開始について援助する．

注意が転導しやすいメンバーには，「ちょっと話を聞いて」などと注意を喚起しやすい言葉をかけたり，明らかに注意が逸れて直前の会話を聞いていなかったと思われる場合には，さりげなく同じ話を繰り返したりすることで，会話から取り残されることを防ぐことが必要な場合もある．

理解の遅いメンバーの場合は，近くに座ったサブリーダーのスタッフがサポートして，話の内容を繰り返したりかみくだいて説明したりして理解を進めたり，リーダーや他のメンバーに対して「もう少し詳しく話してほしい」と発言するよう促したりする．

❷ 場の雰囲気に配慮する

テーマが「障害」であり，語る体験も失敗や挫折に関わるものが多いことで，あまり

深刻になりすぎると場が暗くなってしまいがちである．雰囲気が重くなると，参加者の発言する意欲が低下したり，参加することに気が重く感じるようになってしまうため，雰囲気には十分配慮する．

　たとえば，失敗体験などがメンバーから語られた際には，他のメンバーで似たような失敗をしたことがある人などにも話してもらい，そういう体験がその人ひとりだけのものでないことを感じてもらえるようにしたり，どうしたらよかったのか，みんなで意見を出し合ったり，このようにしたらうまくいったというような前向きな成功体験も語られるようにするとよい．メンバー内でそういった話があまり出ないような場合は，スタッフの経験の中から，アドバイスをする．全体に，前向きな雰囲気になるように，対処法についてのアドバイスでも「やってみよう」と思ってもらえるよう，わかりやすいものがよい．たとえば，「髪を洗っている時にどこまでやったかわからなくなる」と話すメンバーに，他のメンバーが「自分もそうだったが，シャンプーを手に取ったらビンを倒しておいたり，手の届きにくいところにわざと置き直したりすると間違えないようになった」とアドバイスする場面もあったが，このように具体的な方法であると，わかりやすく実行されやすい．

❸ 正確な障害の認識を促す

　高次脳機能障害者は，自分の障害の重さを軽く見たり重く見たり，なかなか正確に捉えることができないため，参加メンバーからささいな批判を受けただけで自信を失ったり，ちょっとほめられると逆に過信したりするなどの傾向がある．スタッフはグループの場の受容的な雰囲気は重んじつつ，参加者一人ひとりが現実を客観的に捉えられるようにサポートを心がけ，正確な障害の認識ができるよう注意する．たとえば周囲の人から「早くできるがミスが多いね」と言われて，「早くやれるとほめられた」と思い込んでいるような時は，それ自体は否定しないものの「次はミスをへらす番だね」と視点を変えさせるような発言をして，グループの他のメンバーにも同じような体験がないかを尋ねるなどして発展させるとよい．

❹ 会話の流れをリードする

　グループワークのメンバーの体験や意見の発表において，頻繁に話が逸れたり，収拾がつかなくなることがある．これはもちろんメンバーのもつ高次脳機能障害によるところが大きいのだが，たとえば，メンバーの一人が先週の出来事の振り返りを発表している中で，デパートに出かけて迷子になった経験を話していたはずなのに，いつ

のまにか好きなブランドの話や，昔付き合っていた人と行った店のことなどに話が及んでしまい，一人だけで長く発言しすぎて時間をとってしまうといったこともある．このような場合には，「その話はまた今度にしましょう」などと，スタッフが歯止め（話題や発話量に対して）をかけたり，「デパートで迷ってしまった時にうまく解決するにはどうしたらいいでしょうか」など本題に話を戻すようにしてあげるとよい．そのようにリードしてもらえることで，本人も実は安心するものである．

また会話にうまく参加できないメンバーがでてきてしまう場合もあるが，その際にはスタッフはそのメンバーが話しやすいように発言を振るなどして会話の流れをコントロールし，常に全員が会話に参加できるように注意する．

評価項目と方法

このグループワークの目的である，①障害認識の改善，②他者に対して自分の障害を説明できるようになること，③社会性や対人関係の改善，④次の訓練（就労支援など）のステップへつなぎやすくする，⑤精神的な適応状態の改善，の各項目について評価する．

評価方法は①と②については，グループワークの実施前後に参加メンバー個人個人に書いてもらった作文を照らし合わせて，グループワーク開始前に書いてもらった「事故にあってからの私」で語られている"障害の状態"や"今後の展望"と，グループワークの最後のほうの回に開催された発表会で発表した作文でのものを質的に比較して，障害認識の変化を評価する．多くの場合，グループワーク開始前は漠然としているか，人に言われてなんとなく気づいている程度の障害認識の状態であり，今後の展望についての記述内容もあいまいな場合が多いが，グループワークを1クール経過すると障害が具体的な実例と実感を伴って書かれ，今後の展望についてはより現実味のある内容へと変化がみられる．

③と④については，グループワークの中での人間関係を観察記録することや，その他の訓練場面（たとえば就労準備訓練など）での人間関係を他のスタッフに聞いたり，家庭での状況を家族に聞くなどして，良好に保たれているかどうかを判断する．

⑤については，グループワーク開始前と終了後に行ったPIL（生きがいテスト）によって量的に評価し，得点の変化を見る．

事例と効果の考察

われわれの今まで実施してきたグループワークの実例では，グループワーク前後の作文の分析から，ほとんど全例においてあいまいであった障害認識が明確化されたことがうかがわ

れた[3]．たとえば，開始前には「事故によって，物覚えが悪くなったと人から言われるようになった．でも障害に負けないでがんばりたいと思います」というようなあいまいに書かれた内容が，グループワークの発表会の作文では，記憶の障害やそれにまつわる失敗体験が述べられるなど，障害がより具体的に書かれ，今後の展開についてもただがんばるというのでなく，どんな場面のどういうことに気をつけていこうと思っているかについて詳細に書かれるようになった．

　また，PILではグループワーク開始前はほぼ90前後だったPIL得点が10以上増加する傾向が見られ，精神的にもよい効果があったことがうかがわれた．たとえばある症例は人とのコミュニケーションに自信がなく，話しているうちに混乱したり，会話がとぎれがちになることで，ひきこもりぎみであったが，グループワークを通して次第に会話を楽しめるようになり，PILの得点も開始前83点だったが103点に上昇した．数年後，偶然会ったときも適応的に過ごしている様子で効果が持続していることがうかがわれた．

　また，グループワーク終了後の感想では，次のようなものがきかれ，社会性や対人関係の改善，次のステップへのつなぎ効果があったと考えられる．
- グループによって知識として高次脳機能障害が整理されたことが役に立った
- メンバーとのつながりが心地よかった
- 新しく始める予定の訓練にすでに通っているメンバーと交流することで，訓練に対する不安が軽減された

　就労準備訓練予定のある症例では就労準備訓練にすでに通っているメンバーが，訓練で受けた指摘や訓練内容を聞くことで，訓練をする意欲が高まったようである．

　また，家族間の人間関係については，発表会を聞きにきた家族から，本人の変化を肯定的に感じたことや，他のメンバーの発表を聞いて共感したという感想が多く寄せられ，家族にも安心感を得る機会となった．

今後の展望

　これまでのグループワークの実施経験から，グループの効果が障害認識の改善によい影響を及ぼすことが多いことがわかってきた．しかし，障害認識の改善は，量的に捉えるのが困難である．障害自体が個々に異なるため，特定の症状の軽重の自己判断の度合いでは数値化しにくいことや，その障害に対しての生活全般の困難さが個人の生活様式によって変動することが，一定の尺度で測定しにくい原因と思われる．また，障害を認識することで，それまであいまいで不安の原因だった障害が明らかになり落ち着く場合もあるが，かえって抑うつ的になる場合もあり，精神面の安定とも必ずしも一致しないところもあり，効果の測定をする際には，障害

の認識と精神面の安定を別の視点で捉える必要がある．効果判定（評価）としてグループワーク前後に書かれた作文を用いるが，作文は個人の障害認識や精神面の変化をうかがうことはできるものの，個人間の比較はできないという側面もある．今後は作文や面接によって質的な変化を捉える場合の，より一般的に使用可能な視点が必要ではないかと思っている．

[引用文献]
1) Sohlberg MM, Mateer CA (1989)：Conducting group therapy with head-injured adults. Introduction to cognitive rehabilitation：Theory & practice Chapter 12. London, The Guilford press. pp303-326.
2) Crosson BC, et al (1995)：Awareness and compensation in postacute head injury rehabilitation. Head Trauma Rehabili 14：193-196.
3) 長野友里，阿部順子，阿部亜紀子 (2004)：軽症脳外傷者への心理教育的グループワークの試み．日本心理臨床学会第23回大会発表論文集．p77.

[参考文献]
永井　肇・監，阿部順子・編 (1999)：脳外傷者の社会生活を支援するリハビリテーション．中央法規出版．
永井　肇・監，蒲澤秀洋，阿部順子，阿部亜紀子・編 (2004)：脳外傷者の社会生活を支援するリハビリテーション　実践編．中央法規出版．
長野友里 (2007)：認知リハビリテーション最前線．神経心理学研究　23：97-105.
長野友里 (2006)：頭部外傷による障害．鈴木考治，他・編：高次脳機能障害マエストロシリーズ3　リハビリテーション評価．医歯薬出版．pp115-122.

復学のためのグループ訓練

四ノ宮　美恵子

はじめに

　ひと口に復学といっても，小学校の初等教育の段階から中学，高校を経て，専門学校や大学等の高等教育の段階に至るまでのさまざまな教育環境への復学が考えられる．当然のことながら，年齢に応じて教育環境は変化していく（**表1**）．高次脳機能障害者がどの教育段階に復学するかによって復学する環境も発達上の課題も異なることから，それぞれに応じた復学支援が検討される必要がある．しかし，どの段階の復学支援においても，一貫して重要な課題になるのが友人などの仲間関係への再適応である．

　復学の場合に限らず，高次脳機能障害者は，対人関係上の問題でつまずきやすく，ときにそれがきっかけとなって孤立感を深め，引きこもりがちになる場合もある．続く社会生活に向けての準備期間ともいえる時期に，このような対人関係における失敗体験や自尊感情（自分自身を価値あるものとして捉える肯定的感情）の低下を招きかねない体験は，その後の社会適応にも影響しかねない．特に，青年期は自己同一性（セルフ・アイデンティティ）の確立という特有の発達課題を抱え，さまざまな葛藤に直面しやすい時期であることも考慮しなければならない．

　復学をめざすうえで，対人関係上の問題が大きな阻害となることが多いのは，高次脳機能障害の特徴としての，セルフモニタリング（自己の状況を観察，評価する働き）の困難さが要因としてあげられる．そのために自己の感情の動きに気づきにくいことや，他者の気持ちをうまく汲みとることができないことがあるからである．「場の雰囲気が読めない」と指摘されることもしばしばである．その結果，本人が気づかないままに対人関係上の問題が生じ，気づいたときには修復が難しいということすらある．また，リハビリテーションの過程を通して自己の状況に対する漠然とした気づき（病識）が得られてくると，自己同一性に混乱が生じるとともに，対人関係に対して不安を抱き，友人との交流に対しても消極的になることがある．

　われわれは，復学をめざす青年期の高次脳機能障害者を対象に，グループ訓練における他者との感情の交流を通してあるがままの自分を捉え，受容し，他者との共感体験が得られるように働きかけを行いながら，復学への支援を行っているので紹介したい．

表1 教育環境の特徴と対人技能の発達

	教育環境の特徴	対人技能の発達
初等教育	教師主導によるクラスという固定した集団の活動が学校生活の中心をなす．	仲間との遊びや学習活動を通して，互いの性格を理解し次第に信頼感が形成されていく．
中等教育	クラスという集団以外にクラブや生徒会など自ら選択し，参加する集団活動の場が増える．しかし，学校生活は依然としてクラス中心であり，教科学習も含めて教師の関与する場面も多い．進学や就職などの進路選択の問題に初めて直面する時期．	自己と他者の違いを意識しながら，相手の感情を考慮し，相手の立場に立った役割行動をとることが可能になるなど，共感性が備わってくる時期．
高等教育	所属する集団は個々の学生でまちまちとなり，常に固定した集団で活動する場面は少なくなる．任意参加の活動も多く，学生生活の枠組みは流動的で自由度が高いものとなる．	仲間関係の中で相互に影響し合いながら，自らの個別性への気づきを通して自己同一性を確立していく（自分が何者であり，何をなそうとしている存在かを自覚する）

効果と目的

本グループ訓練では，刺激を呈示することによって，感情に働きかけ，他者との交流を促進することを目的をしている．まず①「いま，ここでの」自己の感情を捉えることから始め，②捉えた自分の感情を他者に伝える，③他者の語りから感情を読み取る，④相互の感情交流を通して共感体験を得る，という側面に働きかけることによって，他者との交流に対する自信を回復し，孤立感を回避するとともに，他者と交流する中で自己と向き合い，高次脳機能障害の発症によって混乱した自己同一性の再統合に向けた支援を行うことがねらいである．

対象

主として復学や復職等をめざす高次脳機能障害者を対象としている．あえて復学に限定せず，さまざまな社会的背景の方によるメンバー構成とすることで，より多面的な感情交流が促進されることを経験している．

高次脳機能障害としては，見当識障害がなく，自己の感情を言語化し他者の発言を理解することに支障のある失語症状を伴っていないこと，神経心理学的検査の結果や個別訓練場面での行動観察などから心理療法士によって90分のグループ訓練への参加が可能と判断された方としている．訓練開始に当たってはあらかじめグループ訓練の内容説明を行い，参加の同意を得ている．

方法

<概略>

時間・頻度：1回のセッションは90分である．週1回または週2回実施する．

グループの構成員：参加者(以下，メンバー)3〜6名およびスタッフ(以下，ファシリテーター)1〜2名

きめ細かい対応を行うためには，主として進行役となるファシリテーター1名と，進行をサポートし，メンバーの個別性に対応するコ・ファシリテーター1名で進めることが望ましい．

場所：中央に机を配置し，それを取り囲むようにメンバー，ファシリテーターが着席可能な広さが確保できること．静かな個室が望ましい．

<進め方>

筆者らが大学への復学をめざす高次脳機能障害患者を対象に試行的に開始したグループ訓練を発展させてプログラム化したFFGW (Feeling-Focused Group Work, 感情交流法)[1] によって行う．

グループ訓練のプログラム (FFGW) の実施手続きは**表2**のとおりである．

毎回のセッションでは，刺激となるモノを呈示する．参加メンバーは呈示された刺激を見たり触ったりして，それによって喚起されてくる自分の感情を捉えるようにする．呈示する刺激は，あえて抽象的なテーマは扱わず，具体的な事物を視覚的または聴覚的に呈示する方法をとる．たとえば"学校生活について"のようなテーマを取り上げるのではなく，赤鉛筆を呈示したり，波の音を流すなど，実際に見たり聞いたりできるものを呈示する．これは，参加メンバーに自分の考え方ではなく，より自由に自己の感情を喚起させることを促すためである．メンバーはそれぞれ，喚起された感情をフィーリングシート(**付表1**，99頁)に書き留め，相互に発表し合う．そこでは，ファシリテーターは各メンバーが自己の感情に焦点を当てることができるように働きかけていく．そして，メンバーの発表を聞いたのち，再度，他のメンバーに伝えたい感情をスピーチ原稿(**付表2** スピーチ原稿シート，100頁)としてそれぞれに作成してもらう．次に，作成したスピーチ原稿をメンバー全員に順番に読み上げてもらう．一人のメンバーがスピーチ原稿を読み上げている間は，他のメンバーは逐語でスピーチをメモする(**付表3** スピーチ記録シート，101頁)．ほぼ全員が注意障害または記憶障害があり，他のメンバーの発表から感情や気持ちを読み取る際に支障となる場合が多い(他のメンバーの発表内容を覚えていられない)ため，メモを取って活用するという方法

表2　FFGWの実施手続き

手続き	メンバーの動き	ファシリテーターの役割
① 訓練の導入 新しいメンバーの参加がある場合は自己紹介を行う	大きな机を囲んで着席する	一人ひとりに声かけをしながら，リラックスした雰囲気をつくる グループ訓練（FFGW）の目的を確認する
② 課題への意識づけ	前回の振り返りシートに記入した課題を転記したカードを渡され，自身の課題を確認する	課題を転記したカードを渡し，メンバーが確認後メンバーの前にカードを立てて意識づけが可能となるように配慮する
③ 刺激呈示	呈示された刺激を自由に眺めたり触れたりする	メンバーが感情を自由に喚起する際に，支障とならないように刺激の名称や性質を言語化することを避ける
④ フィーリングシートへの記入	刺激から思い浮かんだことをフィーリングシートに自由に記入する	なかなか思い浮かばない様子がみられたときは，刺激を持たせたり触らせたりしながら，何でもかまわないことを伝え，感情が喚起されるように働きかける
⑤ フィーリングシートの発表	フィーリングシートの発表を行うとともに，各メンバーの発表をもとに相互に話し合う	「今，ここで」生じた感情に焦点が当てられるように働きかけるとともに，共感が得られるように相互のやりとりを促す
⑥ スピーチ原稿の作成	フィーリングシートに記入したことや他のメンバーの発表を聞いて新たに生じた感情を素材としてスピーチ原稿を作成する	一番伝えたい感情を見ながらスピーチ原稿を作成するように働きかける
⑦ スピーチ発表	作成したスピーチ原稿を読み上げる．聞き手のメンバーは逐語でメモを取る	メモを取る様子をみながら，必要に応じてメモの取り方について助言を与える
⑧ 取ったメモの確認と補足，修正	取ったメモの確認を行い，補足・修正があれば行う	メモの正確さや量を確認し，より正確なメモの取り方について助言を行う
⑨ 聞き手から話し手への読み取った感情のフィードバック	聞き手は，スピーチから読み取ることができた感情を話し手にフィードバックする	聞き手が話し手の感情に気づくような質問をし，読み取った感情を話し手にフィードバックさせる．話し手に対しては，フィードバックされた内容が自己の感情と一致しているのか質問を行う
⑩ ディスカッション	メンバーそれぞれに生じた感情について話し合う	メンバーの間に立ち，互いの感情の理解の橋渡しをするとともに，互いの共通点を見出しながらメンバー間の共感が生じやすいように働きかけるとともに，相違点を見出すことで互いに受け入れ認め合うことができるように働きかける
⑪ プログラムの振り返り	本日のプログラムに参加しての感想を発表するとともに，自身の課題について振り返りを行う	グループ訓練の中で生じた感情についてそれぞれ感想を述べてもらうとともに，自己の課題が明確になるように働きかける
⑫ 振り返りシートへの記入（表3）	振り返りシートに記入し，次回に向けての課題を記入する	課題が見出せないメンバーには，ともに振り返りを行いながら，課題設定について助言を行う
⑬ 終了	メモリーノートにグループ訓練の内容について記入し，終了の挨拶を行う	課題がうまく遂行できずに落胆した様子のメンバーがあれば，課題に向けた小目標を立てて課題遂行できるように助言を行う 感情の混乱がみられたメンバーがいる場合は，グループ訓練終了後，個別での面接を設定する．

表3 振り返りシート

年　　月　　日（　）　　　　氏名（　　　　　　　　）
今日のグループ指導での自分を思い出して、以下の質問にお答えください．

　　　　　　　　　　　　　　　　全く　　少し　　かなり　　良く
　　　　　　　　　　　　　　　　ない　できた　できた　できた

1. メモが十分とれた．

2. フィードバックの時、自分が書いたメモを活用できた．

3. 自分の気持ちをうまく伝えることができた．

4. 自分の気持ちを他の人にわかってもらえたと感じた．

5. 自分がどうしてこの話をしたかについて、理解が深まった．

6. 他の人からのフィードバックをうけて、気持ちが変化した．

7. 他の人の気持ちが理解できた．

8. 他の人の話に集中した．

9. 人前で話すのに慣れてきた．

10. 今日の課題をクリア出来ましたか？

11. 自分（患者さん）の障害のある所はどこだと思っていますか？

（一番だと思うものに◎を，その他にあるものは○をつけてください．）

　　手　　　足　　　体のバランス　　知能　　注意・集中力　　記憶

今日のグループ指導であなたが注意した方がいいと気づいたことはどんなことですか

_____
_____
_____

を取り入れている．日常生活では，逐語でメモをとることは稀ではあるが，内容やそこに込められている感情を的確に読みとるためにあえて逐語でメモをとってもらうことにしている．本来，このプログラムは感情に働きかけ，交流を促進することをねらいとしているが，逐語メモの作業を取り入れることにより，注意や作動記憶など認知機能にも働きかけるプログラムとなっている．

セッション終了ごとに，振り返りシート（**表3**）に記入する手続きを通して，毎回の自己の課題を明確にするための手続きが不可欠である．また，次のセッションでその課題を念頭に置いて取り組めるような工夫が必要である．

◆ 大事なポイント ◆

❶ 刺激の選択

メンバーの感情を喚起しやすい刺激を選択することが，その後の感情交流や共感体験につなげるうえで重要である．それぞれの参加メンバーにとって有効な刺激を（個別面接などの際に聴取した参加メンバーの発症前の趣味などから）検討しながら，それがメンバー全体で共有可能であるかなどの検討も必要である．
（刺激の使用例：ミニカー，野球ボール，地球儀，果物，携帯電話ほか）

❷ ファシリテーターの働きかけ

自己の感情に気づきにくく，他者の感情を捉えることも苦手な高次脳機能障害者のグループ訓練では，ファシリテーターの役割をとるスタッフの働きかけが重要である．ファシリテーターはメンバーに対して，①「今，ここで」沸き起こっている感情に焦点を当て，自己の感情への気づきを促す質問をしながら，その感情を言語化できるように働きかけること，②メンバー間の感情の共通点を見出しながら，グループ全体で「語られた感情」を共有し，感情交流が可能となるように働きかけを行うこと，が求められる．ファシリテーターとしてのスキル（力量）が最も問われる点である．

❸ 個別面接によるフォローアップ

自己の感情への気づきや感情交流は時として心理的混乱を招きやすいため，セッション終了後に感情を収める「クールダウン」の場が必要な場合がある．思いがけず気づいた自己の感情を整理し，受け止めていけるように個別面接の中で支援する態勢を備えておくことが重要である．

評価

次の3つ方向からグループ訓練の評価を行う.
① メンバー自身によるプログラムのねらいに沿った自己評定(振り返りシートを用いて毎回のセッション終了後に実施)
② 担当スタッフによる他者評定(感情表出,感情の読み取り,障害受容)
《感情表出》スピーチ内に,自己の感情を表す言語表現が3個以上含まれている場合を2点,1〜2個含まれている場合を1点,全く含まれていない場合を0点として評定を行う
《感情の読み取り》スピーチに込められた,あるいはスピーチで語られた,スピーチをした人の一番伝えたい感情を適切に読み取ってフィードバックしている場合を2点,一番伝えたい感情に近い感情を読み取りフィードバックしている,あるいはスピーチの中で一番伝えたい内容を適切にフィードバックしている場合を1点,一番伝えたい感情や内容とは明らかに異なることをフィードバックしている場合を0点として評定を行う
《障害受容[2]》ニューヨーク大学医療センター・ラスク研究所の障害受容に関する基準を参考に評定基準を定めている.障害認識を持ち,障害について非嘆することなく話すことができ,さらに現在の自分を認めつつ社会参加していく言動がみられる場合を2点,障害認識をある程度持ち,その障害を非嘆することなく話すことができるが,社会参加に向けての現実的な展望に至らない場合を1点,障害認識がない,あるいは障害に直面し自尊感情の低下や心理的混乱がみられる,対人交流を持つことから回避的になっている場合を0点として評定を行う
③ 自尊感情尺度[3],孤独感尺度[4]用いた自己評定
②,③はFFGW初回参加時と最終参加時にそれぞれ評定を行う.

復学に向けての支援

復学支援を行う場合には,復学する本人側の要素と受け入れる学校側の要素との両面から検討していくことが重要である.本人側の要素としては,通学手段を含む物理的環境整備の必要性,体力面,高次脳機能障害の症状と程度,復学時の学力レベル,発症前の学校生活の状況,交友関係,家族の支援態勢などがあげられる.一方,学校側の要素としては,どの教育段階の学校か,学校の特殊性はあるか(進学校か技能習得が目標の学校かなど),学校側の支援者の役割を誰に依頼するのか(担当教員,養護教諭や学生相談室のカウンセラーなど),などがあげられる.そのうえで,復学の時期をいつにするか,他の教師や級友にはどのよう

にして理解を得ていくか，ノートを取ることや試験などで配慮を要するかなど，細かく検討していく．通常，復学の場合は，本人が復学に向けての道筋をつけることは難しいことから，家族が中心となって主治医や医療ソーシャルワーカー，支援コーディネーターなどと相談をしながら調整をしていくことが多い．可能であれば，学校側と直接情報交換を行う場を設定することが望ましい．顔合わせすることで，復学後の学校側との調整や連携を円滑に進めやすくなるからである．また，復学の場合は，特に心身機能の発達という点から同年代の仲間との交流が重要であり，できるかぎり早期に復学が可能となるように留意すべきである．

このような点に考慮し，他の専門職と連携しながら①神経心理学的検査の結果を踏まえた高次脳機能障害の理解促進に向けた情報提供，②受け入れに向けての配慮事項や対処法の助言，③復学後の本人の心理的支援，④本人を支える家族に対する心理教育，などを行う．

事例紹介

ここでは，復学をめざしていた，大学生Aさんの例を通してグループ訓練の実際について紹介する．（なお，この事例は複数の事例から得た臨床経験から執筆した想定事例であることをお断りしておく）

1 事例の概要

Aさん（女性）は，発症時21歳の大学生であったが，学校からの帰宅後発熱に続いて意識混濁状態に陥り，救急車で総合病院に搬送され緊急入院となった．医師の診断の結果，ウイルス性脳炎と診断された．4，5日間意識障害が続いた後，名前の呼びかけに応答するなど意識は徐々に回復．しかし，ボーっとしていたかと思うと，突然大声を出して興奮し始めるなど，せん妄状態が続き，早期のリハビリテーション訓練はほとんど実施することが困難であった．

家族の希望もあり，発症から2カ月後，高次脳機能障害の評価と訓練を目的にリハビリテーション病院に転院となった．入院時評価の結果，見当識の軽度の混乱，注意障害，記憶障害，全般的知的機能の低下，情動コントロール低下，障害認識の欠如が明らかとなった．身体障害は認められなかった．転院後2週間が経過した頃から，障害認識に欠けるため訓練の必要性を認められず，入院生活に強い拒否感を示すようになった．外泊の機会を増やして様子をみることになったが，外泊後は家族の強い促しで自宅は出るものの，病院の建物には頑なに入ろうとしない状況が続いた．そのため，入院の継続は困難という判断により，実質的な訓練を行わないまま自宅退院となった．

退院後，主治医との面談の結果，すぐに復学することは難しいとの説明に，通院での訓練であればやってもよいとＡさんが同意したため，理学療法士，作業療法士，言語聴覚士，体育，心理の各部門での通院訓練が開始された．経過をみながら徐々に訓練日数を増やし，最終的には週5日訓練を実施した．
　家族は，両親，兄弟との4人暮らしである．

② 担当スタッフの対応

　短期間のリハビリテーション病院入院中に，初期評価として神経心理学的検査を実施．検査実施の説明に対しては，軽くうなづくのみであったが，神経心理学的検査にはひととおり取り組むことは可能であった．しかし，表情は硬く，検査への応答以外は口を閉ざしていることが多かった．自身の気持ちを口にすることはなかったが，その表情や態度からはそれ以上の介入を拒否している様子がうかがわれ，介入のきっかけがつかめないまま自宅退院となった．
　通院訓練開始後も表情の硬さに変化はみられなかったが，問いかけに対しては言葉少なく応じた．まずは「訓練を休まずに通うこと」「休む場合は，自分で病院に連絡すること」を約束したうえで，1対1の個別訓練から開始した．自己の現状に対する認識は，「以前と何も変わっていない．病気をして体力が落ちたから病院に通って訓練を受ける」というものであった．しかし，生活リズムを維持することの重要性など，日常生活上の助言に対しては素直に耳を傾け，個別訓練では黙々と課題に取り組んだ．
　通院に同行している家族に対しても，自宅での様子を聞きながら支援を開始した．自宅では，食事など必要な時以外は，自室にこもることが多く，深夜まで起きていることが増えているとのことであった．家族が注意すると表情が一変して暴言を吐くなどの報告があり，対応に苦慮している様子がうかがわれた．しかし，Ａさんに自宅での生活の様子をたずねると，記憶があいまいであるため，事実に基づく介入が困難な状況であった．生活の自己管理という点からも記憶障害を代償する手段の活用が必要であると考えられた．また，家族との会話が少ないのみならず，親しい友人と連絡を取り合う様子がまったくみられないなど，人とのかかわりが非常に限られていた．
　病院では，欠席もなく落ち着いて訓練に取り組める状況が確認されたため，あらためて神経心理学的検査の結果の説明（フィードバック）を行い，記憶障害に対するメモリーノートの導入と対人交流に向けたグループ訓練の提案を行った．記憶に関しては，「昨日，やったことを忘れている」という事は認めても，「毎日同じことばかりで，特別なことはしていないから」と発言し，障害認識に変化はみられなかったが，「必要と言われるのであれば使う」と応答し，メモリーノートの導入に対して拒否的な反応はみられなかった．グループ訓練についても参加の同意が得られたため，週2回のグルー

プ訓練が開始された．家族にはAさんの訓練経過を報告しながら，自宅での状況を踏まえて対応法などの助言を行うなどの家族支援を行った．
　前出の**表1**に掲載したプログラムを実施した．

③ グループ訓練の経過

「さあ，グループ訓練開始」
　Aさんが参加したグループの構成メンバーは，途中入れ替わりはあったものの，いずれも復学または復職をめざす20代～40代の男女であった．Aさんはグループへの参加に対しては，特に拒否的な様子はみられず，プログラムの手続きの理解にも問題はみられなかった．初回参加時には，刺激として呈示された「貝殻」から，小さい頃のエピソードを思い出して発表するものの，自分のエピソードにからめて感情を表現することはなかった．また，他のメンバーの感情の読み取りに関しては，メンバーのスピーチの中で言葉として直接的に表現された感情をそのまま言葉どおりに返すのみであった．この時期は表情は硬くうつむきがちで，ファシリテーターからの働きかけがあれば応答するものの，自発的な発言はほとんどみられなかった．

「Aさんに笑顔がみられた」　グループ訓練開始後，2カ月経過
　ファシリテーターが促すとAさんの発言が引き出される様子を見た他のメンバーが，次第に発言の少ないAさんに対して「Aさんはどうだった？」と声かけをする場面が増えた．Aさんも声かけに応じ，受身的ながらファシリテーターが介在しなくてもメンバー同士とのやりとりがみられるようになった．それに伴って，「Aさんと同じことを思ったことがあったなあ」など，他のメンバーがAさんの気持ちに共感する場面がみられるようになった．発言が他のメンバーに共感的に受け止められると，Aさんにはにかんだような笑顔がみられた．ファシリテーターが適切に働きかけることで，他のメンバーに沸き起こった感情について，語られた言葉以上に汲み取って表現できる（フィードバックする）ようになるなどの変化がみられた．

「Aさんの言葉に後押しされた」　グループ訓練開始後，3カ月経過
　次第に表情が柔らかくなり，グループ訓練開始時にはAさんから挨拶する姿がみられるようになった．あるセッションで，地球儀を刺激として呈示した際に，あるメンバーが受傷によって携わっていた海外向けの仕事をやり遂げられず挫折感を味わった

こと，これから何をめざしてやっていけばよいのかわからないという心情を語る場面があった．じっとその話に耳を傾けていたAさんは，「仕事がやり遂げられず，とても悔しかったですよね」と，自分から発言をした．さらにAさんは「学校を長期欠席していることがつらいし，勉強も遅れて悔しい．でも，リハビリをがんばって早く大学に戻りたい」など，自分の気持ちを重ね合わせた発言を返した．共感的に受け止められたと感じたメンバーは，「悔しい気持ちをずっと誰にも言わずに我慢してきた．でも，今日思いきって話をしたら，自分の気持ちを汲み取ってもらうことができて気持ちが軽くなった．つらいのは，自分だけではないこともわかった．Aさんに背中を押してもらった気がして，いつかまた海外向けの仕事をしてみたいと思えた」と発言した．他のメンバーの気持ちを汲み取り言葉にして返すことで，相互の感情交流と共感体験が生じたものと考えられた．この体験以降，Aさんは自分から親しい友人に連絡を取るようになった．AさんにとってFFGWでの体験が，友人との交流再開の動機づけになったものと考えられた．

記憶障害は残存したものの，グループ訓練の最終参加時には，メモや手帳などの記憶の代償手段の必要性を理解するなど，障害認識の向上がみられた．また，発症当時の自分について「喜怒哀楽が激しかった」「人と接するのが難しかった」と振り返る発言が聞かれた．

4 Aさんの評価

❶ 振り返りシートによる自己評価

毎回のセッション終了後に行う自己評価では，感情の自己表出，他者の感情の読み取り，感情交流，共感体験等について，他のメンバーと比較しても全般に高い自己評価を行う傾向がみられた．特に，参加開始当初は自己評価が高かったが，セッションでの発言量の増加とともに他のメンバーとのやりとりが増えてからは，むしろ自己評価がやや低下する傾向がみられた．その後，グループ訓練開始後3カ月経過した頃には，感情表出や感情の読み取りに関する自己評価は再び上昇した．しかし「他のメンバーからのフィードバックをうけて気持ちが変化した」という項目に代表される感情交流や共感体験に関しては，グループ訓練最終段階に至るまで相対的には低い自己評価をしていた．

❷ 担当スタッフによる他者評定

初回セッション参加時は，感情の表出はまったくみられなかったが（0点），最終参加時には表現数は少ないものの，自分の感情を表出することが可能となった（1点）．感情の読み取りに関しては，初回参加時は他のメンバーの言い表した言葉どおりに捉えフィー

ドバックすることにとどまっていたが（1点），最終参加時には表現された言葉に込められた感情を読み取ってフィードバックすることが可能となった（2点）．障害受容に関しては，初回参加時は「障害認識がない」という評定であったのが（0点），最終参加時には障害認識がみられるようになった．ただし復学に対して依然と楽観的に捉えていることから「障害認識をある程度もち，その障害を悲嘆なく話すことはできるが，社会参加に向けての現実的展望がみられない」と評定された（1点）．

❸ 自尊感情尺度および孤独感尺度

初回セッション参加時と比較して最終参加時の結果では，自尊感情尺度でわずかな上昇であったが，孤独感尺度では明らかな低下がみられた．

5 復学に向けて

Aさんの場合は，本人と家族が同席のうえで学校の担当教員と病院側スタッフが直接情報交換を行う機会を得た．そこでは，①記憶障害が残存したため，メモや手帳，ノートの活用が不可欠であること，②講義ノートをとることが困難な場合はサポーターをつけること，③1年留年したため，同期の学生が卒業となることから，学生相談の担当者からも定期的な声かけをして孤立化しない配慮をすること，④ゼミの選択や卒論作成に対する相談態勢を整えること，などを要請した．

6 復学後のAさん

ある日，Aさんが訓練室前を歩く姿を発見した．声をかけると，はにかんだような笑顔で挨拶をしてきた．Aさんは復学してみると，新しい知識を覚えることが大変だったこと，それでも何とか卒業できるめどが立ったこと，障害者枠で応募し，就職が内定したことなどを報告してくれた．そして，Aさんは，自分が訓練を受けていた場所を見たくなってやってきたとも話してくれた．毎日訓練に通っていたことや心理のグループ訓練に参加していたことは覚えていたが，そこで誰とどのような交流があったかなどは，覚えていない様子であった．しかし，ここから何かが始まったという思いが卒業を控えたAさんを訓練室へと向かわせたのかもしれないと思った．

7 効果の考察

Aさんの例では，障害認識やセルフモニタリングの困難さが影響し，自己評価と他者評価が必ずしも一致しなかった．しかし，FFGWにおけるグループメンバー間の相

互作用がみられるにつれて，振り返りシート上での高い自己評価がいったん低下し，再び上昇するなど，自己評価も他者評価に沿うように変化していく可能性が認められた．毎回のセッション終了後には，振り返りシート上での自己評価とともに必ずファシリテーターも交えた振り返りが重要であると考えられた．

また，発症後の対人交流がほとんどなくなっていたAさんの場合は，グループメンバー間の感情交流が復学後の対人交流を擬似体験する場となり，友人との交友関係を再び取り戻すことへの自信回復につながった結果，孤独感を低下させたものと考えられた．

Yalomら[5]が集団精神療法でどのような因子が治療的に働くのかについて述べているが，Aさんの事例からもFFGWにおいて同様の効果がもたらされていることが明らかとなった．すなわち，①他のメンバーと語り合うことによって自分だけが困難に遭っているのではないということを知る（普遍性），②それまで表現することのなかった不安や混乱，失意などをグループの中で表現する（カタルシス），③それが同じ困難を抱えたメンバーから共感的に理解される（受容），④挫折感を味わい，自己同一性の混乱が生じていた他のメンバーに対して，共感的に受け止め，そのことを言葉にして伝えることで，混乱から一歩踏み出すことの後押しをする役割を担う（愛他性），である．

青年期の高次脳機能障害者に対して，FFGWが最終的にめざす自己同一性の再統合に関しては，効果の検証までには至らなかったが，Aさんがグループ訓練を発症後の自己の再出発点として捉え訓練室を再訪したとすれば，自己同一性の再統合に向けた支援につながったと考えられた．

今後の展望

青年期の課題は，自己同一性の確立である．この時期に高次脳機能障害を発症することによって，自己同一性に混乱が生じ心理的な危機にさらされることがある．そこで，他者との感情交流を通してあるがままの自己を捉え，受容することが，社会参加への動機づけとなり自己同一性の再構築にもつながるものと考えられる．今後は事例の積み上げと追跡調査などによる中・長期的な効果の検証が課題である．また，神経心理学的な所見とあわせて分析を行い，効果的な介入を行うための対象や時期などの検討も進めていく必要がある．

[引用文献]
1) 尾崎聡子, 他(2003)：高次脳機能障害を有する患者に対するグループ指導－FFGW（感情交流法）の実施と効果．国リハ研紀　第24号, pp1－9.
2) Ben-Yishay, 他(大橋正洋・訳)(2001)：米国における神経心理学的リハビリテーション．リハビリテーションMOOK4　高次脳機能障害とリハビリテーション．pp1－7. 金原出版.
3) 山本真理子, 他(1982)：認知された自己の諸側面の構造．教育心理学研究　30, pp64－68.
4) 工藤　力, 他(1983)：孤独感に関する研究(1)－孤独感尺度の信頼性・妥当性の検討．実験社会心理学研究　22：99－108.
5) Yalom ID, 他(川室　優・訳)(1991)：グループサイコセラピー．pp23－32. 金剛出版.

[参考文献]
四ノ宮美恵子(2007)：肢体不自由・他（第4章3Ⅲ，第6章2Ⅱ，Ⅲ）．老人・障害者の心理．新版介護福祉士養成講座7（第3版）．pp141－144, pp263－267. 中央法規出版.

四ノ宮美恵子(2007)：脊髄損傷者の心理（第8章）．脊髄損傷－包括的リハビリテーション．リハビリテーション医学講座　第12巻．pp127－135. 医歯薬出版.

四ノ宮美恵子, 他(2007)：高次脳機能障害のある患者の家族支援－家族学習会の実践報告とその課題．国リハ研紀　第28号, pp9－17.

吉田香里, 四ノ宮美恵子(2006)：高次脳機能障害の認知・心理グループリハビリテーションプログラム－グループロゴセラピーによる人生の意味目的意識の変化を中心に．日本心理臨床学会第25回大会発表論文集．pp291.

四ノ宮美恵子, 他(2005)：高次脳機能障害を有する方々の家族支援－小グループによる心理教育プログラムの開発．日本心理臨床学会第24回大会発表論文集．pp251.

四ノ宮美恵子, 他(2003)：高次脳機能障害を有する患者の家族に対する心理支援－病院における支援事例から．国リハ研紀　第24号, pp37－44.

付表1　フィーリングシート

年　　月　　日

記入者 _____

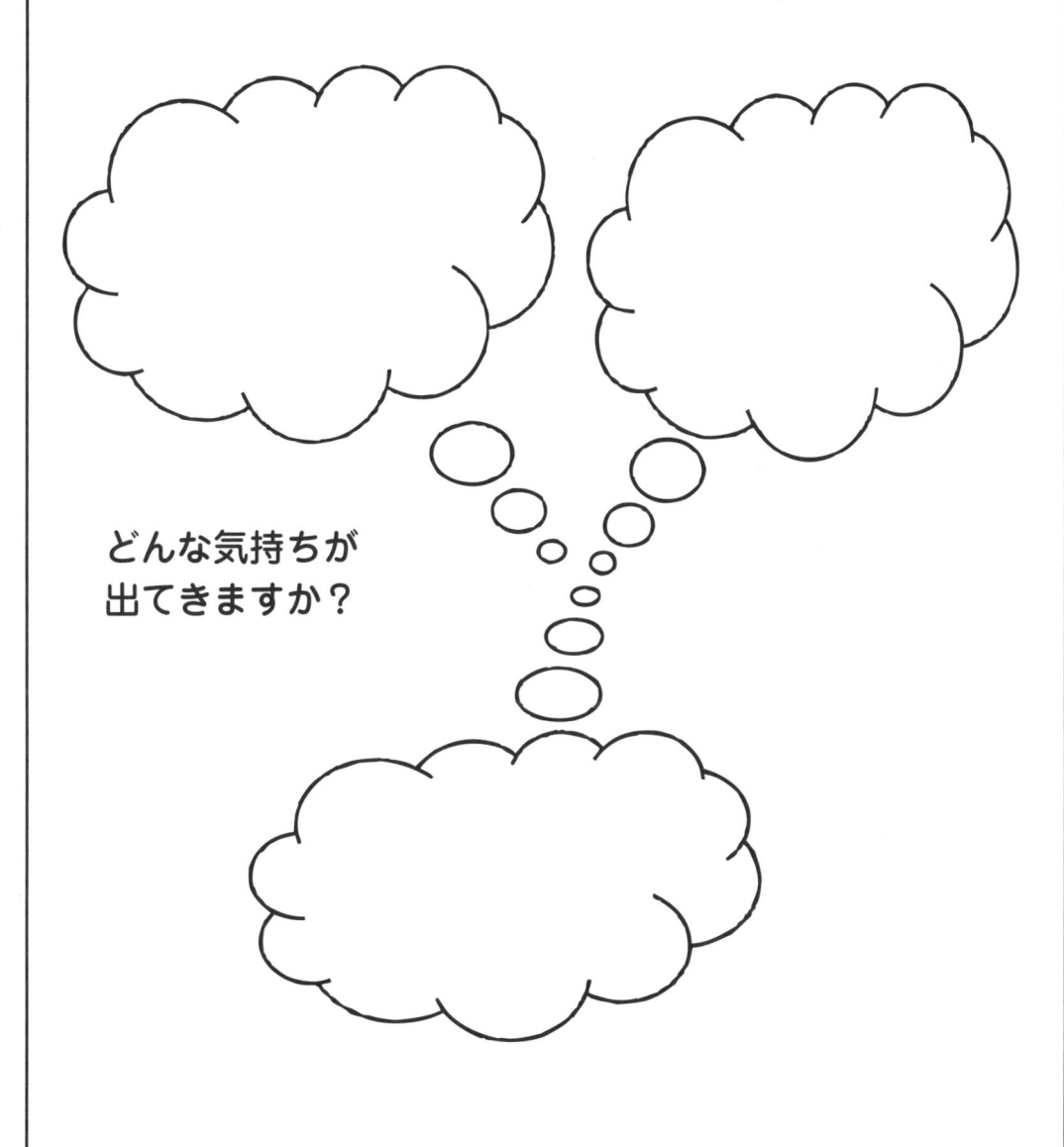

どんな気持ちが
出てきますか？

付表2　スピーチ原稿シート

　　年　　月　　日

記入者

テーマ

付表3　スピーチ記録シート

年　　月　　日

発表者 _____　　記入者 _____

テーマ

この発表者の
気持ちは？

就労・復職をめざす人たちのための集団訓練

太田　令子

はじめに

　高次脳機能障害を持つ人は，退院後の日常生活場面や職場復帰後，失敗の事実だけが次々と自分に突きつけられたり，次に取るべき行動がわからないまま「ボンヤリしている」という自分の状態だけを指摘されることが多く，きわめて高いストレス状態に置かれている．こうした問題は，病棟での決まり切った生活や個別訓練のように単純な指示・被指示の関係での作業遂行では見えてこないことが多い．歩くことができ，しゃべることもでき，病院内での行動を大きな逸脱もなく実行していれば，「もう大丈夫です．そろそろ退院ですね」と言われて，在宅生活に戻る人たちは非常に多い[1]．医療者が問題を感じていないだけでなく，家族や本人もまったく以前と変わりないその人として，これまでとさほど変わらない生活ができると信じ切っての退院である．しかし，日常生活には入院生活とは比較にならない複雑でかつ濃厚な人間関係がある．周りの人の動きを「他人事」として無視することはできない．お風呂が沸けば，そこにいる家族はなるべく続いて入ることが期待される．誰かが食事の後片づけをしていれば，かかってきた電話に出ることも期待される．電話を取れば，誰から，どのような用件でかかってきた電話かも尋ねられる．これらは入院中には決して期待されない役割である．また，日常生活は，入院生活ほど決まり切った生活の流れはない．食事を家族揃って一斉に食べるとは限らない．入院生活のように，一斉に食事が出され，ある時一斉に片づけられてしまうわけではない．食事時以外にもお菓子や果物を食べることもある．食器やお菓子は，食卓に長い時間置かれていることもある．そんな時ふと「あれ，自分は食事をまだとっていないのかな？この皿に乗っているおかずは食べた覚えがない．そうだ，まだ食べていないんだ！」と思い食べ始めると，「さっき食べたじゃないの！」と家族から冷たい言葉が飛ぶ．こうしたことが頻発すると，前述したきわめて高いストレス状態に置かれることになる．ストレスが高まれば，人はイライラし，注意散漫になってあちこちに気が散り，それが疲労を呼び起こすことになる．疲れればちょっとしたことがきっかけで感情の抑制が効かなくなり感情爆発することになる．当たり前のことを指摘しただけのつもりの家族は，カッカと腹を立てる本人と一緒の生活をすることが苦痛になる．

　われわれは，就労，復職をめざす高次脳機能障害を持つ人を対象に，高次脳機能障害により引き起こされるこのような生活場面での問題を事前に想定した訓練を行っている．家庭や

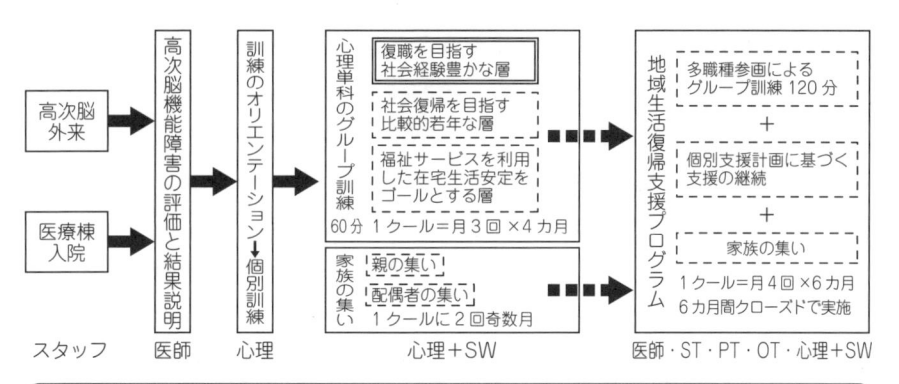

図1 千葉リハビリテーションセンターにおける高次脳の医学的リハビリテーションの流れ（2008）

職場といった日常で引き起こされる問題は注意・集中力障害に依るところが大きいので，それに対応できるよう注意力の改善を目的とした集団形式での認知訓練を行っている．

当センターでは，復職をめざした集団訓練は，医学的リハビリテーションと社会的リハビリテーションの2種類行っている．前者は，医療施設（回復期のリハビリテーション病院）で医学的リハビリテーションの範囲で行っており，対象者は①入院中，②退院後外来通院，③外来通院の患者である．全体プログラムの企画は，心理専門職員を中心に関係する部署の職員が集まり，図1に示すような流れに沿いながら，主治医から集団訓練の処方が出た患者に対し，週1回60分を目安に実施する．後者は更生施設で社会的リハビリテーションとして，職業リハビリテーションのコースで行っている集団訓練である．

本稿ではこれまで会社で働き，給料をもらい，家族を支え，家庭を切り回してきた人たちが高次脳機能障害という認知機能に障害を負ったあと，就労や復職をめざして，医学的リハビリテーションで何を訓練するのかを論じてみたい．

目的

医学的リハビリテーションでは就労・復職をめざす人たちの基礎訓練として注意や記憶など認知機能障害の改善に焦点を絞り，ある程度まとまった課題や作業ができるなど，活動に活かすコツを体験することを目的にする．

現実には何カ月という限られた医学的リハビリテーションの期間で改善が目に見える認知機能はほとんどないといえるが，認知機能の中でも注意力は集中的な訓練でかなり向上するといわれている[2]．さらに注意力はさまざまな行為の下支えをしている機能でもある．たとえば，注意力の向上は，作業がスピードアップしたり，作業手順がうまくなったり，失敗に早く気づけることで作業の仕上げがうまくできたり，自分の間違いやすい傾向に気づくことができ，失敗そのものが少なくなることに貢献し，その効果は活動全体に広く波及する．

また認知訓練を始めるにあたって最も重要なことは，高次脳機能障害者が具体的な場面で引き起こす自分の失敗に気づくことである．病態認識が低下していることの多い高次脳機能障害者に，注意の認知訓練が必要であることを納得して取り組んでもらうためにも，また訓練の効果を高めるためにも，集団形式による訓練がきわめて有効である．医学的リハビリテーションの範囲で，専門スタッフに支えられながら自分の「できなさ」に目を向け，できない事実と向かい合い，「できない自分」に気がつくには，同じ高次脳機能障害者たちとの集団があってこそ可能になる．「できない自分」に気づき，「できない自分」を受け入れ，「できるようになるために努力する自分」を目標にした就労・復職をめざす認知訓練のターゲットとして，注意障害改善の集団訓練を行う．医学的リハビリテーションで「できない自分」に気づき，そんな自分が「できるようになっていく」過程を実感し，社会的リハビリテーションで自分の「できること」を再度確認する機会を得て，より正確な自己モニタリングが可能になるといえる．すなわち，医学的リハビリテーションにおける「できなさ」は人格的否定の意味合いをまったく含まない．専門スタッフがサポートしていける状況で「できていく自分」と出会い，新しい出発を確信していく過程ともいえる．

対象—わたしたちの取り組みから[3]

　対象は復職を視野に入れつつ認知リハビリテーションを継続し，時期を見て復職ないしは職業的リハビリテーションに進むことをめざす人であるが，個人差はかなりある．当センターでは，前述したように主治医から集団訓練の処方が出た患者を対象に以下の3つの条件を検討して，参加メンバーを選択している．

　①個人のニーズ：復職や就労を希望している
　　　　　「働く」内容や「働く」ことにまつわる状況が具体的にイメージできていて，復職の希望が当事者本人にあることが必要である．この部分がないがしろにされて，「以前働いていたから」「とにかく早く職場に戻らなければ」という思いだけが先行すると，以後の集団訓練が続かなくなる．
　②家族等の条件：日常生活活動を維持するためには安定した環境条件が必要である
　　　　　この条件が不安定だと，社会生活を送る基盤そのものが揺らぐことになる．環境条件の不安さが大きい場合，優先すべきは復職よりも生活基盤の整備であるといえる．
　③個人内の条件：注意機能の向上が予測でき，記憶の訓練または代替手段の獲得に差し障

るほどの知的能力全体の落ち込みがないこと，および感情コントロールの低下や社会的行動障害，重篤な対人技能拙劣がなく，作業指示に従い，効率的な作業ができることが条件となる．

方法

＜目的を理解して訓練に取り組むために＞

訓練参加者とその家族が訓練の目的を理解して訓練に取り組むためには，以下のことが必要となる．まず第一に正確な評価がされているかどうかである[注1]．われわれが治療対象とするのは疾患にかかり障害を負ったその人なのである．どんな機能を損傷されたのか，損傷程度はどれぐらいか，どんな機能は残存しているのか，機能間のバランスはうまくとれているのかといったことの正確な評価が重要である．こうした評価に基づいて，神経疲労や感情的安定といった基本となる機能を整えつつ[4]，訓練を開始する．

第二に評価が正しく本人や家族に伝わっているかどうかの確認である．本人や家族が報告書を見てわかるためには，作成する側の報告書の工夫も必要である．担当医師の説明はわかりやすいように工夫されているか，口頭だけでの説明になっていないか，文章で示される場合は，解読困難な長文になっていないか，障害の本質と対処法が混在したわかりにくい構成になっていないか，もう一度見直してみよう．

第三に受診から訓練までの流れを提示することである．訓練のセッションではその度ごとに何がなされているかは理解できても，一連の流れとして，「何のために」「どういう訓練をする必要があるのか」を理解することは，多くの高次脳機能障害者には難しい．図2に参考として当センター高次脳機能障害外来受診者に，一連の流れの理解のためにいわゆる再来予約票以外に手渡しているものを示す．

第四に，訓練の期間と内容や方法に妥当性があることである．一定期間で区切り再評価をすることは欠かせない．参加した訓練で効果があったのは何か．予測よりも効果が得られない場合はその理由を検討する．期間を区切らないでいるとこうした検証の機会を逸しやすいといえる．

注1) 診療報酬においては，MRIやCTなどの高度に精密な機械を使用した検査に比べて，熟練の専門職が行う神経心理学的検査はあまりにも低い単価で算定される．多くの総合病院では，高次脳機能障害に関わる認知機能評価ができるスタッフの配置がきわめて貧困である．たとえ配置されていたとしても，彼らのノルマは厳しく，時間がかかり気配りも必要な高次脳機能障害に関する評価に手間暇をかけていられない状況で仕事をしている職員は少なくない．

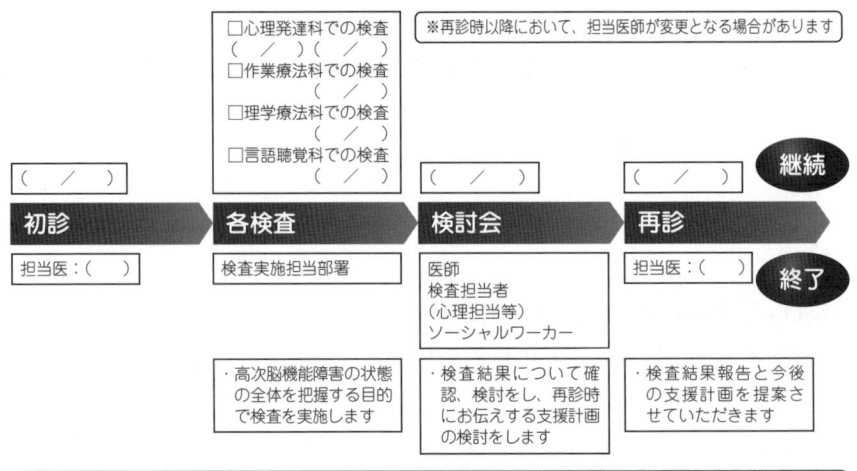

図2 高次脳機能障害外来受診の流れ（受診、評価および結果報告）

初診 → 各検査 → 検討会 → 再診（継続／終了）

- 初診：担当医：（　）
- 各検査：検査実施担当部署
  - □心理発達科での検査（／）（／）
  - □作業療法科での検査（／）
  - □理学療法科での検査（／）
  - □言語聴覚科での検査（／）
  - ・高次脳機能障害の状態の全体を把握する目的で検査を実施します
- 検討会：医師、検査担当者（心理担当等）、ソーシャルワーカー
  - ・検査結果について確認、検討をし、再診時にお伝えする支援計画の検討をします
- 再診：担当医：（　）
  - ・検査結果報告と今後の支援計画を提案させていただきます

※再診時以降において、担当医師が変更となる場合があります

＜概要＞

頻度・期間：週1回（月3回）×4カ月
スタッフ（人数）：3人
メンバー数：5人程度

　参加メンバーはオープン方式で，処方が出た段階で随時メンバーとして参加することになる．概ね4カ月を1クールとしているが，4カ月も経たずに復職していく場合もあれば，次のクールにも継続参加して通算8カ月という場合もある．

◆ **大事なポイント** ◆

　オープン方式では，参加者は随時変わっていく．オープン方式はプログラム運営上は問題点も多いが，2カ月も経たず復職する人もいて，その人たちが最終参加時に，一言コメントを残してくれる．先週まで一緒に訓練をしていた仲間が，翌週には職場復帰ができたことを報告するという体験は，予想外の効果がある．一つは，復職が遠い非現実的なことではなく希望が持てることである．もう一つは，復職する人たちはどういう人なのかがわかり，自分と比較できる良き尺度となりうることであろう．

　復職をめざす人たちの多くは「配置転換」という事実を受け入れざるを得ない．しかし，この事実を受け入れることは，本人にとって実に厳しいものである．これまでの仕事をこなすことは困難であると自覚したうえで，何ができるかを知り，働き続けるための努力をする，ということができてはじめて復職への第一歩が始まるのである．実はこうした自覚（気づき）は，高次脳機能障害者にとって最も苦手なことであり，

信頼できる誰かにサポートされながら事実と向き合うのである．しかも，このつらい向き合いは，人生で何度も起こる．

　復職した参加メンバーから，自分が復職するにあたって配置転換は必要であったこと，自分もこれまでのような仕事をすることはできないと自覚していること，それでも元の会社で働けるチャンスは大切にしたい，といったコメントが聞けることは，たった一人で配置転換の不安を受け止めるのとは大違いであろう．「復職にあたっては，これまでの仕事は無理で，新しい仕事への配置転換が条件でした．それでも，自分は新しい仕事をしっかりできるようにしたいと思います」といった挨拶をして卒業していかれると，「あんなにしっかりしているように見える人でも，これまでの仕事に戻ることはできないのだ！」と思い知らされることになり，「配置転換」はきわめて現実的なこととして受け止められるようである．集団訓練の場は，次々に職場復帰していく先輩たちを見ながら，「（すっかりなんでもないと見えるような）あの人でさえ，配置転換なしに復職はできないのだ…」と復職の希望と大変さをあらためて感じ取る機会でもある．やがて，また新しいメンバーが参加してくる．新メンバーの職場復帰の不安や気負いがこもった挨拶を聞いて，そこに昨日の自分を発見する．これはクローズドメンバーでは見られない効果といえよう．

　こうしたメンバーの出入りを通して，不安なことがあったら自分で抱え込まないこと，混乱したら自己流で切り抜けようとせず，必ずよく事情を知っていてくれる人物に相談することが大切だと気がついていく．生活レベルで精神的な基地づくりをしっかり作り上げておく大切さを実感して復職することは，とても重要なことなのである．

＜プログラムの組み方・進め方＞

　60分の訓練時間を，前半と後半に分けて進める．前半は記憶の補償手段としてメモの利用を，具体的場面で使い込んでいく機会とする．主として与えられたテーマについて自分の考えを話すこと，人の話を聞き取ること，聞き取って自分がわかりやすいようにメモすること，メモを頼りに他人の話を報告することを課題として取り上げている．「グループ訓練ワークアンケート」（横浜市総合リハビリテーションセンター医療部言語聴覚・心理課山口加代子氏考案による「事務職体験グループプログラムアンケート」を一部改変）の30項目について，ホームワークとして「かなりそう思う」から「まったくそう思わない」までの5段階評価で回答してきてもらう（**表1**）．毎回3〜4項目ずつ各人の回答と同時に，なぜそう判断したかの根拠も説明してもらっている[5]．

　後半の30分は事務的作業中心の課題である．障害認識しやすい作業を通して視覚的注意力と作業スピードの向上を目的としたプログラムを組む．現在，当センターで

表1　グループ訓練ワークアンケート

氏名　　　　　　　　　　　　　記入日　　年　　月　　日

以下の質問について，今復職（就職）するとしたら，仕事をするうえで，あなた自身にあてはまると思うものを5段階の中から選んでください（該当番号に○をつけてください）．

1：かなりそう思う　2：ややそう思う　3：どちらともいえない　4：あまりそう思わない　5：まったくそう思わない

質　問	答　え
1. 仕事をこなすのに十分な体力がある	1・2・3・4・5
2. 仕事をするうえで身体の動きには問題がない	1・2・3・4・5
3. 以前と同じ量の仕事ができる	1・2・3・4・5
4. 以前と同じ質の仕事ができる	1・2・3・4・5
5. 同時にいくつかの仕事をかけもちできる	1・2・3・4・5
6. 別の仕事にスムーズに移行できる	1・2・3・4・5
7. 見落としや誤りに気付ける	1・2・3・4・5
8. 仕事をするうえで効率的な計画を立てられる	1・2・3・4・5
9. 相手の話に耳を傾けることができる	1・2・3・4・5
10. 分からないことは必ず確認するようにしている	1・2・3・4・5
11. メモやスケジュール帳を使用している	1・2・3・4・5
12. かならず見直しをすることができる	1・2・3・4・5
13. 作業スピードには問題がない	1・2・3・4・5
14. 周囲の人の手助けが必要である	1・2・3・4・5
15. 仕事の内容を調整する必要がある	1・2・3・4・5
16. 仕事の内容を制限する必要がある	1・2・3・4・5
17. 言うこととやることが違うことがある	1・2・3・4・5
18. 大きな問題なく判断できる自信がある	1・2・3・4・5
19. つい熱中して，やるべきことを忘れることがある	1・2・3・4・5
20. 何かを始めると，何度も繰り返して止められないことがある	1・2・3・4・5
21. 臨機応変な行動ができる	1・2・3・4・5
22. 思っていることをうまく言葉で伝えることができる	1・2・3・4・5
23. 自分の行動を他人がどう思っているのか気付かない，関心がない	1・2・3・4・5
24. 疲れやすい	1・2・3・4・5
25. 無気力になることが多い	1・2・3・4・5
26. ささいなことで腹を立てる	1・2・3・4・5
27. 仕事するうえでうまくやれるか不安である	1・2・3・4・5
28. 頼まれれば，いつでも仕事ができる	1・2・3・4・5
29. 仕事の中では，高次脳機能障害を実感することがある	1・2・3・4・5
30. 相手からの話をスムーズに理解できる	1・2・3・4・5

（横浜市総合リハビリテーションセンター原案作成，千葉リハビリテーションセンター　リハビリテーション療法部　心理発達科で一部改変）

は幕張ワークサンプルの数値チェックや物品請求課題を参考に，カタログから指定の物品をさがしだし，物品請求書に書き込む作業を作業実施時間などを考慮して，課題作成しながら実施している．内容は職場の事務作業に近いものではあるが，作業環境は実際の現場とはまったく異なる．訓練ではみんなが一斉に同じ作業をするためシーンとして静かだが，実際の職場に戻れば雑音だらけであり，人も忙しく周りを動き回る．時には頼まれ事や雑談もしなければならず，それに対応しつつ自分の作業を正確にこなしていくということは，実に高度な注意力や記憶力を要する作業なのである．

◆ 大事なポイント ◆

❶ 課題が目的とする機能改善は何か，明確に伝える

　復職をめざす訓練に限らず課題提供する場合，「この課題が目的とする機能改善は何か」を明確に説明する必要がある．細かな内容が理解できていなくても，感覚的に「○○の改善のために，今自分は努力している」という目標が，本人自身に感じられることが，取り組み意欲に大きく影響する．したがって，説明の仕方は，参加者の理解力や障害を配慮した，理解しやすいことが必要である．「これは注意障害の改善のためにする訓練です」などといったつかみどころのない説明は，参加意欲を減退させるだけである．

　たとえば，注意障害とは，脳のどんなところが損傷されることで起こるのか，注意障害にはどんな種類があるのか，注意障害は高次脳機能障害のなかでどのような位置にあるのか，この訓練は注意障害の改善のためにどのような順序でプログラムを作成しレベルアップしていくのか，今どこまで到達しているか，といったフィードバックを丁寧に行っていくことが，訓練に意欲的に取り組めたり継続して参加できるかを決めるともいえる．

　われわれは障害の説明と同時に，こうした訓練の目的を説明する機会をご家族ご本人同席で集団訓練の一環として行う時間を設けている．

❷ 気づきの流れをつくり出す

　疲労は失敗という形で表れやすく，失敗は客観的に把握しやすい．本人が感じる理由はともかくとして，「この課題では，作業開始後 30 分くらいから失敗が増加しますね」といった確認は共にできる．ここでは，失敗がその人の能力すべてを表しているのではないけれども，疲労と深く関係した症状であることに気づけることが重要なのである．神経疲労は失敗の発生に関しては大きな要素であることを，集団訓練の中で何度も強調していくことは大切である．「神経疲労」という言葉は「疲れなければ失敗しない」

という展望が見えるだけに，当事者の方にとって「障害」という言葉よりはるかに受け入れやすい言葉のようである．

　事務作業課題においても「こんな細かい字だから見えにくい」「こんな印刷の仕方は誰だって読めない」から自分が失敗したのも障害のせいではなく，出題者のせいであるといったような発言するメンバーもいる．このような主観的な評価から切り離して，自分の失敗傾向を受け入れるには，集団という形態はきわめて有効であるといえる．なぜなら，一緒に参加している人が等しく同じ条件で作業をこなしているからである．

　「精神的疲労」に由来する自らの失敗を認めることができれば，次は，精神的疲労を防ぐには合理的な注意の仕方を学ぶ必要があることに気づけることである．たとえば対人的なストレスを少しでも軽減するためにメモを取るコツを身につけると楽になる，といった流れに乗って訓練に意味を見出して取り組むようになることも可能になる．

❸ **肯定的評価は個人名を明確にし，否定的（マイナス）評価は集団全体に向かって表現する**
　障害の気づきが進んでいない場合，「皆さんの失敗しやすい傾向」としての指摘は，当事者が自分もその"皆さん"の一員であるということに気づくことができないため，注意されたことが自分のことであるとのことに思い至らない．したがって認知訓練としての集団訓練に導入する場合は，障害の気づきに関する個別援助と併用または事前準備をしていかないと，失敗傾向への気づきを促すことは困難である．

　代償方法としてのメモの仕方についても，メモをどう取ればいいのかわからない人はメモを取らず黙って聞いている．このような時，支援者は「あなただけがメモできないのですよ」とは言わない．うまくできる人に，どうしてうまくできるのか，何を心がけているのかを尋ねて，メモするコツを引き出し，イメージしやすいように誘導する．ここで，たたみかけるように「○○さん，どうですか，何か参考になりましたか？」などと聞いても無駄である．聞いてすぐ取り入れられるような人は，わざわざ支援者がコツを引っぱり出すまでもなく，聞きながら「Bさんのやり方はいいかもしれない」といった発言になって返ってくる．まずは，自分がメモできなかったという失敗の事実を受け入れることが先であろう．受け入れることができているようであれば失敗が少なくなる方法を提示し「こうすれば，あなたはうまくできるのですね！」といった成功体験を部分的に取り入れていく段階に入る．その作業課題のどこが難しいかを相手に伝えることは恥ずかしいことではなく，むしろ高い自己認知力を必要とするものであること，また高い自己認知能力がなければ，環境調整は不可能であり，働き続けることが困難になるといったことを本人が理解できることが重要なのである．難しいと感じる部分をハッキリさせることこそが，うまくできるようになる第一歩であることに気がついて

もらうことが大切である.

評価

以下の点について評価する.

❶ メモができるようになる

「話を聞いて，忘れないようにメモを取りましょう」と伝えても，すぐにメモができることはほとんどない．メモは聞きながら書くといった注意の問題だけではなく，下記①〜③のような作業過程を順序立てて進めていく遂行機能も深く関わっている．他人の話が聞きながらメモが取れるようになるには，①どのタイミングで：「〜で」「○○を」など話の本質が話された時にメモする，②どのように：文章ではなく単語でメモする，③どこに：あらかじめ決めておいたスペース（行き当たりばったりに書き留めると忘れる）にメモするといったメモのイメージを体験的につかみ取ることができれば初歩的なメモは可能になる．したがって訓練によって向上した注意力は，単純なものであれば，作業を計画的に進める実行力（遂行機能）をも高めることになるのである．①〜③の点に注意しながら何ができて何ができていないか評価しつつ，支援していく．

❷ 障害の気づき，それは自己モニタリング能力の向上

集団訓練の最大の効果は，障害の気づきを無理なく促せることである．

❸ 集団訓練の効果を何で見るか－POMSの結果から－

集団訓練を実施して作業スピードや注意力の向上などは神経心理学的検査において比較的評価しやすい．神経心理学的検査としては，WAIS-ⅢやWMS-R，BADSなど多種多様にある．これを「外側からの評価」と仮定しよう．この外側からの評価は，訓練など検査時以外の対象者の姿を知っている者が評価してはじめて，その変化に深い意味を読み取れることも多い[注2]．

注2）神経心理学的検査の難点は人手と実施に時間がかかりすぎることである．当センターでは集団訓練のかなりの部分を心理専門職が担っている．しかし，心理専門職員が検査を実施するときわめて低い診療報酬であり，場合によっては保険請求できない場合もある．集団訓練では，その人の今の状態を全体的に評価する必要がある．本文でも述べたが，同じ内容の課題を，同じ場面で，一緒にすることは，思わぬ波及効果をもたらす．こうした自己の内面も含めて全体的な効果を計算し，読み取るのは心理の専門領域である．今後こうした認知訓練に，心理専門職がきちんと位置づくことを願いたい．

表2 参加メンバーの概要と帰結

原疾患	人数	発症時年齢	人数	帰結	人数
脳血管系	8名	30歳代	3名	就労・復職	4名（1名は専業主婦に復帰）
頭部外傷	2名	40歳代	4名	就労準備機関	2名
脳炎等その他	3名	50歳代	5名	訓練継続	6名（含開始4カ月未満4名）
		60歳代	1名	再発・再入院	1名

　　本人が集団訓練で得たものを，外側からの評価だけではなく，本人の内部で起こっている何かとしてつかみ取る評価として，われわれはPOMS[注3]という気分尺度を使って評価している．これは主観的な，いわば内側からの評価といえる．

事例紹介

1．対象

　　今回は2008年1月〜2009年2月までに復職をめざす集団訓練に参加した13名の対象者について紹介する．概要を**表2**にまとめる．

　　集団訓練前に評価したWAIS-Ⅲの評価結果を**図3-1〜図3-3**に示す．WAIS-Ⅲでは，平均IQが90以上であり，一般就労の可能性が高い[6]群に当たる．群指数で見ると，明らかに作動記憶と処理速度の低さがあり，注意障害を認知訓練のターゲットとすることで訓練後の指数の向上が予測される．

　　次にWMS-Rの結果を示す**(図3-4)**．平均が最も低いのは遅延再生であるが，個人差は大きい．注意・集中力が障害域にある者は全員遅延再生も障害域にあるが，一般的記憶に比べると遅延再生課題は苦手な者が多い．

　　各検査の結果については，もっと細かな結果の分析が必要であろうが，今回はその内容について論じることが目的ではないため，対象者理解の手がかりとして，提示するにとどめる．

注3) POMS (Profile of Mood States) は，気分を評価する質問紙法の一つとしてMcNairらにより米国で開発され，対象者がおかれた条件により変化する一時的な気分，感情の状態を測定できるもので，「緊張−不安 (Tension-Anxiety)」「抑うつ−落込み (Depression-Dejection)」「怒り−敵意 (Anger-Hostility)」「活気 (Vigor)」「疲労 (Fatigue)」「混乱 (Confusion)」の6つの気分尺度を同時に評価することが可能である[7]．

図3-1 WAIS-Ⅲの各IQグラフ

図3-2 WAIS-Ⅲ群指数のグラフ

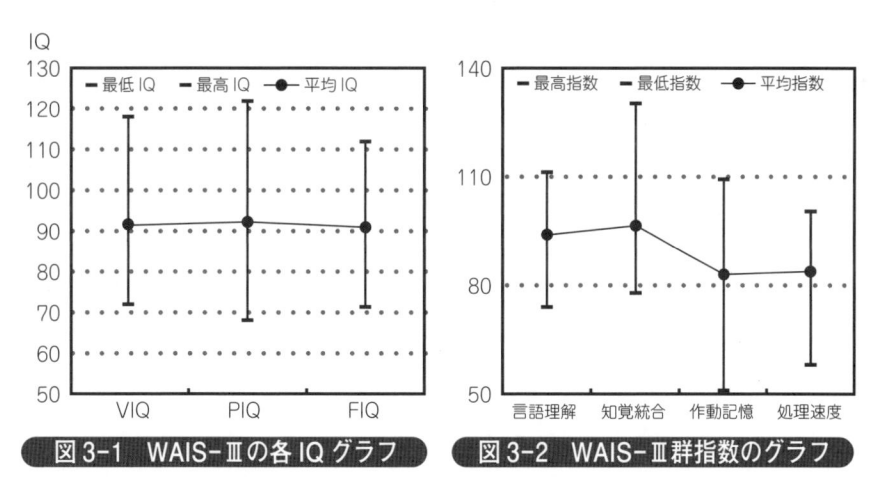

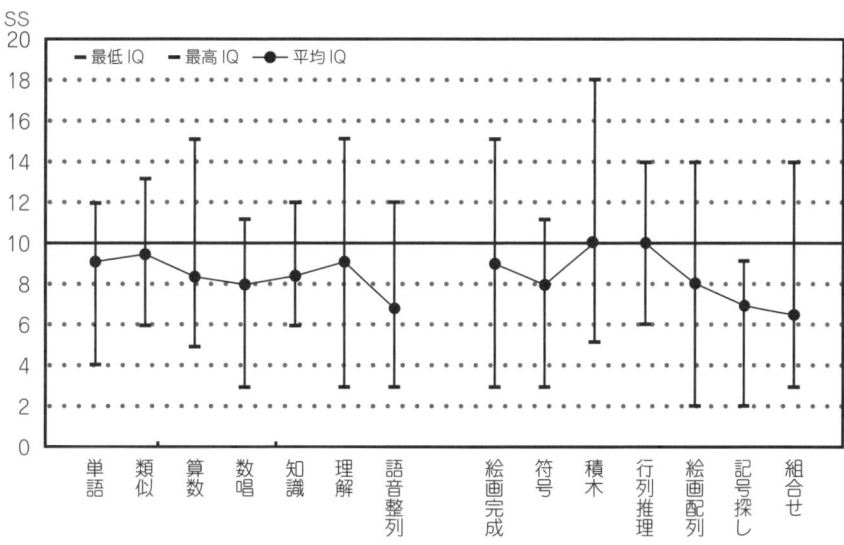

図3-3 グループ対象者のWAIS-Ⅲ下位項目別評価点（SS）の最高評価点・平均評価点・最低評価点

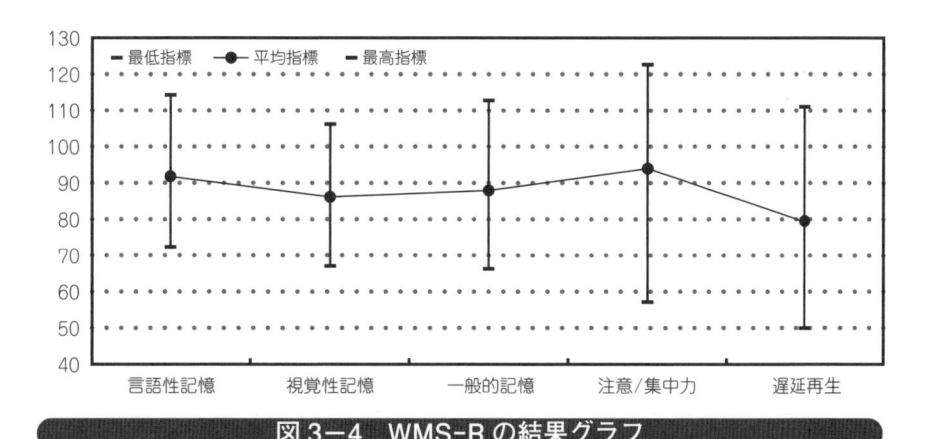

図3-4 WMS-Rの結果グラフ

2. 訓練の実際

1 前半

　前述の「グループ訓練ワークアンケート（**表1**）」は各人がホームワークで記載してきた質問紙の各項目を根拠も含めて話し，それを聞きながら書き留めて，発表の要旨を発言する作業である．ワークアンケートは自分の現在の能力をどの程度客観視できているかということと同時に，「仕事をする自分」の具体的なイメージができているかがよくわかる質問項目から成り立っている．例えば，「仕事をこなすのに十分な体力がある」の質問に対し，職場での動きだけをイメージしている人は，以前のデスクワークを想定して，「2：ややそう思う」と回答したとする．記載の根拠は当然ながら，デスクワークだから大丈夫というものであろう．しかし，トライアル出勤を何度かした人なら，起床時間から職場にたどり着く通勤過程までも含めてイメージするために，「4：あまりそう思わない」と回答することになる．説明根拠は，混雑のピークの通勤電車に乗ることは疲れるし，雑踏の駅を移動することは体力だけでなく神経疲労を引き起こしやすい．ゆっくり行こうとすると，かなり早くに家を出ることになる．ということは前日の就寝時間まで計算に入れて行動しなければならない．まだ自分としては，毎日通勤は困難だと思う，という判断をする．

　ある実施場面のことである．

　なぜ自分がその回答を選んだのか，その根拠について忘れてしまい，思い出して話すことのできない参加者（Aさん）がいたので，援助者がきちんと回答できているBさんに「Bさんはしっかりご自分の判断した根拠を報告されておいでですね！どうやって覚えておられるのですか？」と質問した．Bさんは「私も覚えていられるわけではありません．忘れることがわかっていますので，回答欄に印を付けるときに根拠となることをメモしておくようにしています」といった返答があった．スタッフは「そうですか．具体的にどこに書き込まれるのですか？」と尋ねた．「質問の書いてある空欄です」という返答があった．それを受けて「Bさんは，ここに質問が書いてあると，この隙間に書かれるんですね．かなり小さいですが，ズラズラと書かれるんですか？」聞きながらスタッフはホワイトボードに具体的にイメージ図を描き込んだ．Bさんは「長く書けないので，メモです」と答えられた．「忘れた」と答えたAさんは，ホワイトボードにイメージ図が描かれた段階ではじめて，自分のノートに書き込み方を写し取り始めた．

　スタッフがやはりきちんと回答ができている他の参加者に「Cさんもしっかり覚えていて，いつもきちんと報告してくださいますよね．やはりBさんのように，質問のところにメモで書き込まれるのですか？」と質問すると，Cさんは，「いえ，私は文章

にして書き込んでおかないと忘れますので，宿題ノートに質問番号と回答を書いたうえで，根拠も読み返してわかるように書き込んでおきます」と回答された．スタッフはホワイトボードにＣさんの記録の仕方もイメージ図に描いて示した．「忘れてしまった」Ａさんは再びノートに書き込みをされていた．

前半のグループ訓練ワークアンケート課題では各自の報告を聞いたあと，グループスタッフから指定された人の回答と根拠を報告した．

◆ **大事なポイント** ◆

※人の話を聞きながら，メモを取ることは至難の業である．特に注意障害を有する場合，聞き取る，ポイントを考える，書き留めるといったいくつもの作業を同時進行させていくことは難しいし，話し言葉は書き留めている間にどんどん消えていく．話や説明を聞いてメモをとることがどんなに大変な作業であるかが実感できるプログラムである．練習が必要だと納得して訓練に臨むきっかけになる．

この課題は家庭に帰って書き込む宿題であるということも重要である．家でさっさと回答欄にマルだけを付けてしまうと，なぜそう判断したかがまったく思い出せなくなってグループ訓練で発表の際「どうしてそう考えたかは忘れてしまいましたが…」ということになる．こうした失敗を他の参加者はしていないのに，自分だけが繰り返すことは拙いと気がつく．

※聞いているときには「なるほど！」と思えない人でも，ホワイトボードに図を混じえてまとめられると「なるほど，そういう工夫だったのか！」と気づける人が多い．記録（メモ）は自分が思い出しやすいように工夫するものであり，スタッフの図入りのまとめを見ることで，各人がそれぞれ工夫している内容が具体的にわかる．「工夫ってどうすること？」とイメージが湧かない参加者にはホワイトボードに具体的にイメージ図を描くと，大いに参考になるようである．

2 **後半**

後半は事務的作業（ドリル）を行った．これは手順として①各人に調べる基になるカタログと物品請求書作業指示書のうち，前回の回までに進んだ次のレベルのものを，記載用紙となる物品請求書とセットで，ストップウォッチと一緒に配る，②作業に取りかかる時点でストップウォッチを押して終了時に止め，所要時間を物品請求書にある記載欄に記入し，③できたことをスタッフに知らせてもらい，その場で記載内容に間違いがないかをチェックする，④時間内に次のステップもできそうであれば，次の

ステップのセットに取りかかり，同様の手順で作業を進める，という順である．各自の判断でカタログや書き込む物品請求書の位置を考えるなど，ちょっとした段取りをつけて取りかかる必要がある．

　本人からの質問がなければ，基本的にはスタッフが指示することはないが，作業を進めてもらう中で，インデックスでの探し方がわからなかったり，指定物品以外の記入をしてしまうメンバーもでてくる．明らかに間違っている場合は見守りのスタッフが指摘し，質問にはいつでも答えた．

　作業が進むにつれて，ミス（失敗）も増えてきた．あるメンバーが「字が細かすぎるからまちがいやすい」と失敗を障害のせいではなく，出題問題のせいであるといった発言をした．それに対し，スタッフはその時点で，見にくい印刷であることについては謝った．そのうえで，Ａさん以外にも，見にくくて作業に支障のあった人がいるかを確認した．参加者の誰もが，印刷がにじんで見にくいということについてはＡさんの苦情をもっともだと受け入れた．

　次の週にはスタッフが拡大鏡を準備していることを告げ，必要な人は申し出てほしいと伝えた．Ａさんは，さっそく拡大鏡を使って作業に取り組んだ．「拡大鏡を用意してもらって助かりました」との感謝の言葉がＡさんから聞かれた．

　Ａさんからの苦情を「カタログとはそういうものです」と紋切り型に答えなかったし，他の参加者もＡさんの苦情をもっともだと受け入れてくれた．苦情をスタッフだけが受け止め「苦情を言う人」「苦情を受け止める人」といった一方的関係ではなく，集団で実施していることを最大限活かして参加者にも振ったことは，優れた対応であった．こうした対応が，Ａさんを感情的に追い込まず，スタッフが拡大鏡という手段を提示してくれたことに感謝できる余裕を生み出したと思える．ここで生み出された心のゆとりが，他の人も結構見にくい中で努力しているのだと，他人の気持ちに気づくこともできる力を生み出していったのであろう．

3. 結果と考察

　帰結で復職・就労者４名（内１名は専業主婦として家事をこなしている）であった．この４名について検討してみると，年齢に一定傾向は見られないが，原疾患が脳血管障害であり，神経心理学的検査では重篤な記憶障害がなかった．

❶ 生活の中でメモができるようになること

　復職をめざすグループ訓練参加者は，メモをとるということに対して以下の要件を満たしていることが必要である．

①自分が記憶の障害をもつことを自覚している，②記憶の障害をカバーするにはメモや視覚的な手がかりが必要であることを実感している，③書くことに対する負担感が少ない，④メモなどの手がかりを使いこなす習慣が身についている，⑤記憶障害をカバーしなければならない，またはカバーしたいという強い希望がある．

こうした要件のうち，かつて働いていた経験のある人たちの多くは，働くということは⑤の記憶障害をカバーしなければならないことを体験的に感じている．したがって復職したいという希望は，記憶の悪さや曖昧さをカバーしたいという強い希望をもっている場合が多い．組織の中でじっくり働いてきた歴史は，実に大きな財産なのである．

この回の参加メンバーもメモを取る必要性とどのようにメモを取ったらよいかを認識し，実行できるようになった．

一方，能力的には高くても，就労未経験の若者や，受傷・発症前の職業が一定せず転職を繰り返してきた人たちは，訓練で④メモなどの手がかりを使いこなす習慣が身につくところまで到達していながら，訓練終了と共にメモをする習慣も消えてしまうことが多い．働き続けることは仕事を誠実に行うとする態度を示すことであり，そのことが職場の良好な人間関係の維持に繋がるといった実感が全くない．そのため⑤の記憶障害をカバーしなければならない，またはカバーしたいという強い希望を持つに至らず，単に「働きたい」といった漠然とした希望だけを持ち続けることになる．

復職をめざす人たちは，上記の①～⑤の要件を満たしたうえで，自分が遭遇している状況で①メモする必要があると判断し，②相手の話のポイントを把握し，③メモすべき言葉を選択し，④書きながら話は聞き続ける，といったかなり高度な認知機能を必要とする一連の作業を身につけるために，集団訓練に参加している．

訓練では①のメモする必要があるという判断はスタッフが指示する．②～④は技術的なことであり，訓練で向上する．しかし，職場に戻れば①の判断を自分がしなければならない．これは至難の業である．作業がパターンとして身につくまでは，ジョブコーチなどによる環境調整が必要な重要ポイントであろう．

❷ 障害への気づき

前に紹介したグループ訓練ワークアンケートの場面から症例を紹介する．ワークアンケートへの記述後，「分からないことは必ず確認するようにしている」というワークアンケートの質問項目について，参加者の一人のAさんから「自分では確認しているつもりでも，何がわからないか気がつかず，確認できていないまま失敗することがまだありますので，私は3の"どちらともいえない"に○をしました」という発言があった．それを聞いていたBさんは「自分は1の"かなりそう思う"に○を付けていましたが，

Aさんのような（きちんと質問ができて，いろいろな作業も手早くできる）人が，何がわからないか気がつかないことがあるというのを聞いて，自分もそういうところがあると思いました．1ではなく3に変えます．」ということがあった．【Aさんは自分よりもはるかに復職に近い人で，すでに試験的に何時間か職場に復帰して仕事を再開している→そんな人が「自分では気がつかないことがある」と言う→自分は試験的にでさえ出社は難しい→自分はAさんよりもっと気がつかずにいることが多いだろう】という，気づきがBさんの回答変更を引き起こした．回答に自信がもてないということは，周りに影響されて自分を見失いやすいという面もある．しかし，同じ課題をもつ人たちの発言を聞いて自分に照らし合わせてみることができるということは，障害の気づきという面からも，自己モニタリング能力の向上という面からも，すばらしい変化であると考える．

❸ POMSの結果

図5-1および図5-2は13名の対象者のうち，時間経過を経てPOMSを実施できた9名の結果である．

まず開始時の結果である図5-1を見ると，概ねT得点が50±10の範囲に収まっている．活気が全体的に低く，抑うつと混乱が比較的高いT得点を示していることがわかる．復職の可否が具体的な形で迫っている場合，障害を負ってしまったことによる混乱状態に置かれていることが推測できる．それと同時に「がんばらねばならないとわかっているが，がんばれない」「焦るけれども気力が湧かない」状態に多くの人が置かれているのであろう．訓練により認知機能が改善することはよく知られている[8]．しかし，その過程で本人がどういう精神状態に置かれているかを知ったうえで，丁寧にサポートすることが重要である．

図5-2に2～4カ月後のPOMSの結果を示した．個別に見ると，対象者それぞれに抱えている状況は異なるが，集団訓練中に「活気」を除く各項目のT得点が上がっており，「活気」が下がる群の人たちがいるということに注目したい．推測できる要因としては，集団訓練で他者と比較し，自らの障害に気づき，障害の事実を受け止めていこうとすれば，人は「抑うつ」傾向や「敵意-怒り」の要素が高まりやすいのではないかということである．もちろんすべての人がこうした傾向を示すとは限らないし，そうならない要因が何であるかも，今後の検討に待たねばならないことは多々ある．しかし，不安や抑うつ，強い怒りの感情，気力が湧かないといった傾向が現れる時期に，本人だけないしは家族だけといった孤立した状況で高い葛藤状態に置かれるのではなく，「できなさ」に直面しながらも支援者とともに「できる」自分と出会う場が必要[9]な

図5-1　訓練開始当時のPOMSの結果

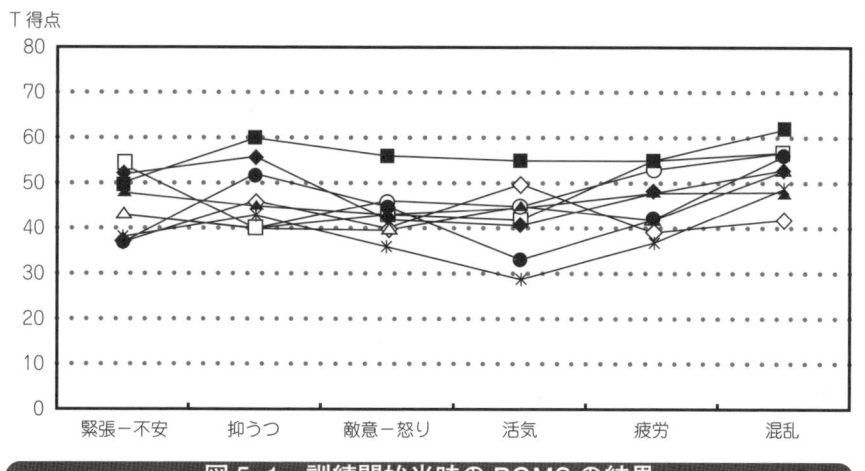

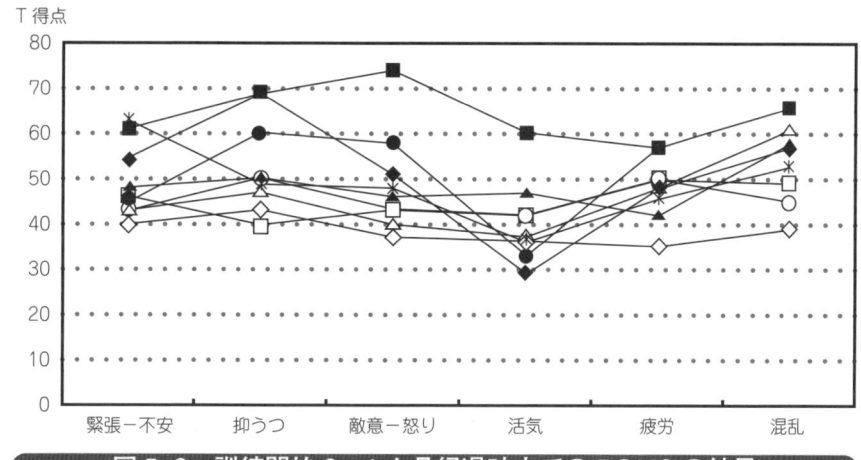

図5-2　訓練開始2〜4カ月経過時点でのPOMSの結果

のだということを,「内側からの評価」を通して,あらためて教えられた.「働く」ということは,自らの「できる」ことを正確に把握して臨む活動であることを,復職をめざす人たちには忘れないでいてもらいたいと思う.

今後の展望

生活レベルでの基地づくり

　何か困ったことがあったとき「そうだ！あの人に相談してみよう」と思う相手は,感情的にきわめて密接で親しい存在であることは,われわれが日常的にも体験している.

119

しかし,高次脳機能障害により重篤な記憶障害がある場合,しばらく会わないでいると,稀薄な人間関係として受け止められる.場合によっては「そんな人いたっけ?」ということにもなりかねない.われわれでも,顔も思い出せないような人に相談しようとは思わない.記憶障害をもつ人の場合,家族が良き支援者になってもらえるのが最も確実である.しかし,家族というのは,なかなか本人のつらさをわかることはできないし,仮にわかったとしても,家族の立場で結論を本人に押しつけたくなりがちである.家族は,本人の様子をキャッチできる感度の良いアンテナを張っておく必要はあるが,本人の不安やつらさをじっくり聞くのは第三者のほうが適していることが多い.

復職当時は,周りの人たちも気がつかなかったさまざまな問題が,一定期間過ぎてから明らかになることも多くある.話しぶりや動きを見ていると,一見元に戻ったかに見えるために,会社側ではジョブコーチなどの特別の支援がなくても,「そのうち馴れるさ」と軽く見られやすい人たちであることはすでに述べた.訓練の期間も終え,障害を理解して支援してくれていた人物との連絡も疎遠になると,家族も当事者も"自分達だけ"で,これから起こるさまざまな問題を乗り越えていかなければならない,と思い込みやすい.現実には,支援者がすべて周りから消え去った後に,配置転換や退職という厳しい条件を提示されることも少なくない.われわれの調査[1]でも,発症後2〜3年経った頃に復職先での身分が変わり始める人たちが多くなる.復職したこともあり,「もう大丈夫」と,医療機関は「それでは,これからは実際の生活の中でのリハビリテーションが重要になってきますので」と手放しがちになる.しかし,発症後10年経ってもなんらかの支援を必要とするのが実態である[10].「病室を出て」,「病院を出て」[11]から明らかになる障害,という意味の重さがそこにある.

孤立感のまっただ中にいる本人が選択しやすいような次の一手をわかりやすく提示でき,職場側の混乱を軽減し環境調整してみようと思わせるような支援者が必要ということでもある.こうした高度な判断力と調整力をもつ支援者を,大量に育成するシステムの確立が早急に求められている.

さいごに

「あなたが仕事をするうえで,どんな能力が最も大切だと思いますか?」と尋ねられたら,あなたはどう答えるであろうか?「専門的な仕事だから確かな技術力」「技術はこれから身につければいいんだから,むしろやる気だね」「いやいや,技術ややる気なんて後からでも身につくさ.基本的に必要なことは,働く仲間とうまくやっていく協調性じゃないの」など,答える人の年齢や立場,経験,考え方,住んでいる国や地域などによって,多彩な回答が返ってくるのではなかろうか.

働く事は「どこで」「誰と」「どういう方法で」「何をするのか」等々，多種の要素が多様に絡み合って成立しており，働くにあたって必要な力だけを取り出して論じることは困難である．働くために必要なことは，その人自身の問題でもあり，その人と共に働く人たちの問題でもあるからである．そしてより重要なことは，障害をもって働く人たちがいて当たり前と思える社会的な了解が必要なのではないだろうか．個人的な見解を述べさせていただくなら，「働く」という活動は，障害の有無や種類，重度さとは関係なく，すべての人が人生を充実させるために必要な活動であり，そのためにどんなことを整備しておかなければならないかを明らかにすることが大切なことなのだと考えている．

[引用文献]
1) 太田令子, 他（2009）：千葉県千葉リハビリテーションセンター高次脳機能障害者生活実態調査からの報告. 国立身体障害者リハビリテーションセンター研究紀要　第28号. pp43-50.
2) 池嶋千秋, 他（2008）：注意障害を呈する外傷性脳損傷患者に対する自宅学習の試み. 認知リハビリテーション 2008. pp41-47.
3) 千葉県千葉リハビリテーションセンター「高次脳機能障害支援普及事業相談支援体制連携調整委員会」（2007）：成人高次脳リハプログラミングプロジェクト事業実績. 千葉県高次脳機能障害支援普及事業平成18年度事業報告書・平成19年度事業報告書.
4) 橋本圭司, 他（2006）：脳外傷に対する包括的リハビリテーションの実践. リハ医学　9：603-608.
5) 永吉美砂子, 他（2005）：脳損傷者に対する包括的・全体論的リハビリテーションプログラムの実践. 総合リハ　33：73－81.
6) 阿部順子（2006）：脳損傷者の社会参加と職業リハビリテーション. リハ医学　43：608-613.
7) 横山和仁・編著（2005）：POMS短縮版手引きと事例解説. 金子書房.
8) 豊倉　穣（2006）：脳外傷と認知リハビリテーション. リハ医学　43：594－601.
9) 橋本圭司（2008）：高次脳機能を鍛える. 全日本病院協会.
10) 千葉県千葉リハビリテーションセンター「高次脳機能障害支援普及事業相談支援体制連携調整委員会」（2006）：3.高次脳機能障害支援拠点機関事業から（1）登録者38名の分析について. 千葉県高次脳機能障害支援普及事業平成16・17年度事業報告書.
11) 角田　亘, 他（2007）：特集　脳外傷などによる高次脳機能障害の課題「障害の特徴」. 総合リハ　35：859－864.

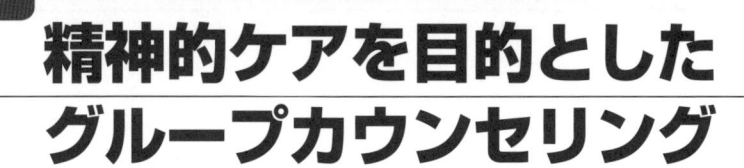

第2章 精神的ケアを目的としたグループカウンセリング

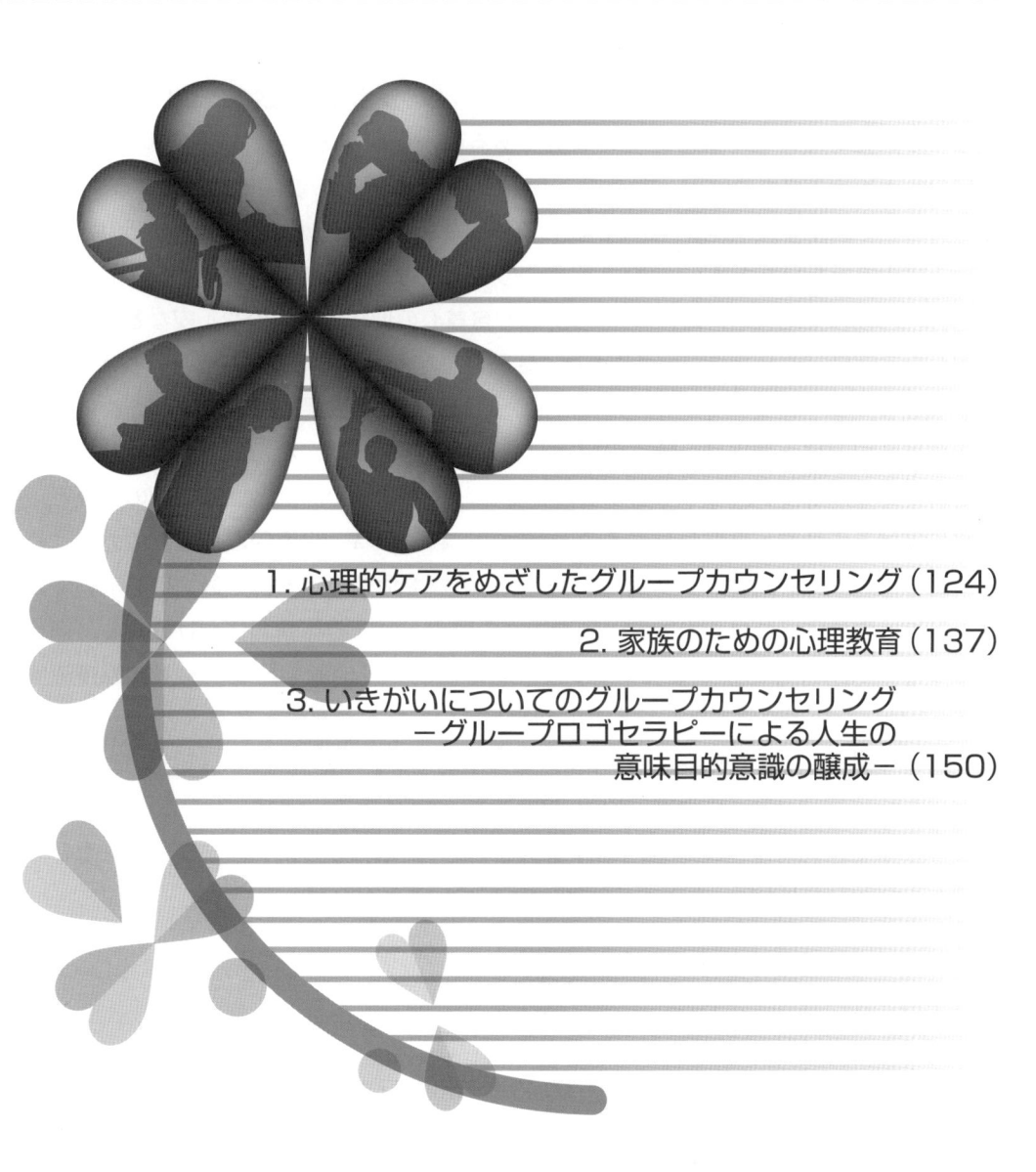

1. 心理的ケアをめざしたグループカウンセリング(124)

2. 家族のための心理教育(137)

3. いきがいについてのグループカウンセリング
　－グループロゴセラピーによる人生の
　　意味目的意識の醸成－(150)

心理的ケアをめざしたグループカウンセリング

上田　幸彦

はじめに

　高次脳機能障害者の認知リハビリテーションは，通常，他の障害を持つ人のリハビリテーションよりも困難となる．なぜなら認知障害そのものが治療を提供する側にとっても非常に捉えづらいだけでなく，治療を受ける側である高次脳機能障害者（以下，訓練生）は，障害認識の低下や，自尊心の低下，抑うつ，不安といった感情面の混乱を持っていることが多く，それによって訓練意欲の欠如・低下が起こるからである．したがって認知リハビリテーションでは，認知機能を回復させる認知トレーニングだけでなく，認知障害と受傷後の社会的相互作用[注1]から二次的に生じるこれらの障害認識や自尊心の低下，抑うつや不安などの感情面にも配慮したアプローチを同時に行うことが，治療効果を最大にするためには不可欠となる．

　すなわち，リハビリテーションによる治療的取り組みの効果を最大にするためには，訓練生の訓練参加意欲が高まり，障害の認識が進み，そして長期にわたってリハビリテーションで習得した技能を使い続けることが必要となる．障害認識の向上と認知機能の回復と，社会復帰に向けての意欲と自信が高まることが同時に起こる時，治療的取り組みの効果は最大になるだろう．訓練を阻害する要因を最小にし，治療を促進する要因を最大にしていくためには，個別心理療法における治療者と訓練生との間の一対一の信頼関係だけでなく，同じ障害をもつ他者（他の訓練生）が参加するグループにおいて，"他者を見る" "他者の感情や考えを知る"といった認知的要素を取り入れて利用していくことが有効となる．

　これらを網羅した取り組みは，包括的・全体論的（ホリスティック）認知リハビリテーションといわれ，ニューヨーク大学の通所プログラムが最も有名である[1),2)]．このプログラムをモデルとしてわれわれが行っている個別心理療法と構造化されたグループカウンセリングを統合した認知リハビリテーションプログラムについて紹介する．

目的

　高次脳機能障害者が，他の訓練生も参加するグループカウンセリングにおいて自分は社会

注1）社会的相互作用：周囲の人々や社会とのやり取りから受ける影響のこと．

の一員である，リハビリテーションによって回復していける，支えてくれる家族・仲間がいる，障害を負っても自分の人生はつながっていると感じることによって，自尊心の回復，障害の認識の促進を図り，訓練への参加と継続の動機を高めること，同時に，他者と適切なコミュニケーションが取れるようになることによって，社会復帰の成功の可能性を高めることを目的とする．

対象

対象者は，高次脳機能障害の診断を受けた者である．グループへの参加の基準は言語の理解が可能な者，約90分のセッションに参加し続けることが可能な者，他者へ危害を加える恐れのない者である．また本人がグループへの参加を希望することが前提ではあるが，はじめに希望していなくても，一回見学することで，参加を望むようになる者も多い．

方法

<概要>

時間・頻度・期間：1回70～90分．週1回．期間は1～2年である．
メンバー数：10～13人
スタッフ：臨床心理士2名(ファシリテーター，校書)，作業療法士1名，理学療法士1名，言語聴覚士2名，リハビリテーション医1名（メンバー補佐）
場所：作業療法室など
　グループ実施中は，他の利用者が入室したりそばで訓練を行っていたりしないこと．周囲の騒音があまり届かないような部屋で，まだ壁には高次脳機能障害について書かれたものなどが貼られているような高次脳機能障害専用の部屋が望ましい．

<進め方>

　包括的・全体論的認知リハビリテーションは，**図1**のようなプログラムから成る．グループカウンセリングには大グループカウンセリングと小グループカウンセリングとあるが(**図1**)，本稿で扱うグループカウンセリングは，家族や見学者も参加する大グループカウンセリングをさす．

　この大グループカウンセリングの特徴は，家族・見学者も参加することであり，その特徴からこの大グループを「コミュニティ」とよんでいる．大グループカウンセリングでは家族・見学者も参加する中で，訓練生は与えられたテーマについて（テーマは

10:00〜	スタッフミーティング
11:00〜	**個別心理療法** 認知トレーニング　カウンセリング　家族カウンセリング
12:00〜	昼　食
13:00〜	**小グループカウンセリング** ソーシャルスキルトレーニングや障害認識のための心理教育
14:00〜	**大グループカウンセリング「コミュニティ」** 全訓練生・全スタッフ・家族・見学者参加
16:00〜	スタッフミーティング

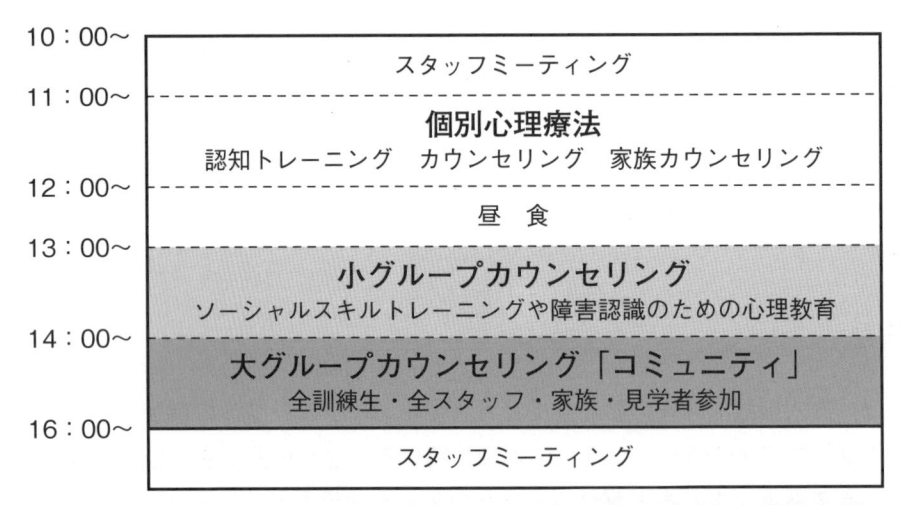

図1　個別心理療法とグループカウンセリングを統合させた認知リハビリテーションプログラム

自分の過去と現在と未来に関するもの）発表する．それぞれの発表について，参加している他の訓練生や家族・見学者，スタッフが感想や考えを話す．

　大グループカウンセリング（コミュニティ）で扱うテーマはリハビリテーション，人生，家族，障害などといったものから選ばれ，1年を通してリハビリテーションの前半，中盤，終盤に合わせて配置される．また特別な動きを見せている訓練生に合わせたテーマが選ばれることもある．コミュニティで用いられることの多いテーマを**表1**に示す．

　コミュニティでは大勢の中で，訓練生に非常に難しいテーマについての自分の考えを，他の参加者にわかるように発表してもらうので，そのために，訓練生はテーマが出された後に，何を話すのかについて考えを書き出してまとめること，話す際には，話すスピード，声の大きさ，姿勢と目線にも気を配ることが求められることになる．一人でまとめることが困難な者にはスタッフが援助に入り，また発表の際にもスタッフがそばについてうまくパフォーマンスできるように援助する．

　また，ファシリテーター（グループを動かす人）は訓練生の肯定的な発言や態度については取り上げて強調したり，さらに他の訓練生や家族・見学者，スタッフからも，訓練生の発言や態度で良いと思った点，自分も取り入れようと思った点，感動した点などについての意見や感想を述べてもらい，肯定的な発言や態度が発表者本人の中に深く浸透し，定着していくことをめざす．そのために注目すべき反応と無視すべき不適切な反応について判断することが必要である．

　注目すべき反応としては，例えば，「自分の障害を理解した」，「（障害により起きる困ったことに対して）対処法を使っている」，「困難があっても乗り越えることができた」，「自分は少しずつ良くなっている」，「家族や他の訓練生が自分の力になっている」といっ

表1 大グループカウンセリング「コミュニティ」で用いられるテーマの例

前半	・自己紹介 ・自分の長所（2つ） ・子どもの頃の楽しかった遊び（2つ） ・子どもの頃の自分にとってのヒーロー2人（架空の人物と実在の人物） ・障害を持つ前にあなたに最も影響を与えた人物は誰か，そしてその理由はなにか ・以前の仕事の難しさとおもしろさ ・受傷前に達成した2つの出来事（公的な出来事と私的な出来事） ・これまでに自分と家族が克服してきたこと ・自分の障害はなにか ・障害を負った後のつらさはなにか（2つ） ・障害によって失ってしまった最も大きなものはなにか
中盤	・脳外傷によるパーソナリティの変化，自分が感じていることと周囲の人が感じていること ・脳外傷による感情の変化，自分が感じていることと周囲の人が感じていること ・脳外傷によるコミュニケーション障害，それが自分にあるか（自分の判断と周囲の人の判断） ・自分のこれからの課題はなにか（2つ）（具体的なことと精神的なこと） ・あなたの短所とその克服法 ・あなたがここでやっている訓練は主にどんな訓練か，それはどんな効果があるか ・グループメンバーの中の一人について，あなたが認める長所とその理由 ・あなたのリハビリテーションにとって他のメンバーの果たす役割はなにか ・あなたがリハビリテーションに取り組むときに勇気づけるものとやる気を失わせるものはなにか ・ここに来ることで得ているものはなにか，あるいは他では得られないものはなにか ・コミュニケーションで大切なことはなにか ・対人関係を維持するために必要なことはなにか ・共感について…ある日の例：A氏はマラソン大会を前にしてどのように感じていると思うか ・A氏のマラソン大会参加の体験の発表をどのように感じたか※ ・B氏の身障者全国大会水泳金メダル獲得についての報告と質問※ ・オリンピックの勝者と敗者，そこから学ぶものはなにか※
終盤	・昨年の自分のビデオ，他のメンバーのビデオを見て気づいたこと ・昨年と比べて改善したこと・進歩したことはなにか ・これまでの自分の進歩を振り返る ・安い賃金，単純作業の仕事に就くことについてどう思うか ・リハビリテーションが終了したらどんな生活を送りたいか ・C氏の訓練卒業式：C氏のリハビリの効果の報告について質問と感想※

※は特別な動きをみせている訓練生に合わせたテーマである．

たような発言，また集中力を持続してグループに関わり続ける態度や，他の訓練生に対して示した共感的な態度などである．

　これらの反応に対してファシリテーターは，例えば「その通りですね．Aさんが話してくれたのは，注意障害といいますね」とか「それはとてもいい方法ですね」，「これまで本当にがんばってきたのですね」，「Bさんは，本当にCさんの力になってくれますよね」などのように訓練生の発言を繰り返すことや，「今日はとても集中できていました」と態度を取り上げることによって強調していく．

　無視すべき不適切な反応としては，「自分にはまったく障害も困難もない」というような発言や，他の訓練生の努力を否定するような発言，「努力や工夫なしでもなんとかなる」というような投げやりな発言等である．このような発言には反応せずに無視し，他の訓練生に別の発言を促したり，話題を変えたりすることで，そのような反応が再び起こる可能性を少なくする．ただしこれらの不適切な反応や態度については，個別心理療法で取り上げてその個人の状況と課題を再評価し，さらなる技術の獲得と対処法を身につけるためのフォローアップをしていく．

◆ 大事なポイント ◆

　大グループカウンセリング（コミュニティ）を行うにあたって重要な点は，神経心理学的評価，個別心理療法（個別の認知トレーニングやカウンセリング，家族カウンセリング）や他の小グループ（ソーシャルスキルトレーニング；Social Skill Traing (SST) や障害認識のための心理教育を行う小グループのカウンセリング）と連動させることによって，それぞれの訓練がもたらす効果をより一層強めていくことである．そのためには，毎回グループカウンセリングが開催される前に行われるスタッフミーティングを綿密に行い，どのように検査結果が本人にフィードバックされるのか，本人の現在の認知的，心理的課題はなにか，家族の状況はどうかについての情報を把握したうえで，「コミュニティ」のファシリテーターがグループを進めていく．家族の状況についての情報は，初回の家族からの情報収集だけでなく，個別心理療法の中で行われる毎回の家族に対するカウンセリングで，最も困っていることや他の家族に対する態度，リハビリテーションの効果や訓練で獲得した技術の般化状況についての確認を行いながら，対処法を共に考えて実行していくなかで聴取する．これらの課題や状況を把握しておくことで，個々の訓練生のどのような反応を引き出し，注目し，強調すべきなのか，またどのような不適切な反応は無視すべきなのかといった判断が可能となり，参加している訓練生，家族・見学者，スタッフに，効果的な発言や感想をさらに求めていくことができる．また個別での動きと関連が深い題材をグループのテーマに取り

表2 神経心理学的検査バッテリー

評価項目	検査
全般的知的機能	Wechsler成人知能評価尺度（WAIS-R）
注意	かなひろいテスト，TMT-A・B
記憶	リバーミード行動記憶検査（RBMT）
遂行機能	WCST
感情状態	POMS，自尊感情尺度
障害認識	脳損傷用能力評価；PCRS（本人・家族用）

WAIS-R：Wechsler Adult Intelligence Scale Revised
TMT：Trail Making Test
RBMT：Rivermead Behavioral Memory Test
WCST：Winconsin Card Sorting Test
POMS：Profile Of Mood States
PCRS：Patient Competency Rating Scale

上げたり，またグループでの参加状況を個別にカウンセリングに活かしていく．

評価

評価は神経心理学的検査で行う．グループカウンセリングだけの効果をみるためではなく，認知リハビリテーションプログラム全体の効果を見るために行う．主な検査項目と神経心理学的検査バッテリーを表2に示す．

重要なことは認知機能だけでなく感情状態と障害認識の頻度についても評価を行い，総合的な評価を行うことである．感情状態を測るPOMSは「緊張-不安」，「抑うつ-落込み」，「怒り-敵意」，「活気」，「疲労」，「混乱」の区目とすべての項目を統計した「総合感情障害」について測定する．

◆ 大事なポイント ◆

認知リハビリテーションプログラムによる感情の安定化や自尊心の回復に個人差がみられることがある．その結果を持ってこのプログラムの内容が不十分であったと結論できない側面を高次脳機能障害者はもっている．高次脳機能障害者の感情や自尊心は，通常，認知障害と残された能力と環境とに関連しているので，認知障害が重く，自身の変化に気づかない場合，すなわち病態認識がない場合は抑うつが生じることはむしろ少ない．また自身の能力を超えることが要求されないような環境にとどまっている状態であれば，不安や混乱が生じることも少ない．そのために，認知機能が回復するにつれて，自分の変化と障害に気づくようになり，そして一層，難しい課題を要

求されるような環境に入っていく段階で，感情が乱れる可能性が高まってくる．感情が乱れることは訓練への取り組みと，社会復帰への意欲を阻害することになるので，これに対するアプローチも同時に行うことが大切である．もちろん，プログラム内容が適切であったかの評価が必要なのは言うまでもない．

事例紹介

次に，認知リハビリテーションプログラムに参加した訓練生の症例を通して，大グループカウンセリング（コミュニティ）がどのように個別心理療法と連動しながら進んでいくのかを示したい．ここでは2002年〜2004年まで，A市における高次脳機能障害支援モデル事業の中で行われた認知リハビリテーションプログラムに参加した高次脳機能障害をもつ男女19名（年齢17歳〜59歳，平均34.2歳）から症例を紹介する[3),4)]．

1 〈ケース1：Aさん〉 コミュニケーションの改善に効果があった症例：50歳代　男性

Aさんは自動車運転中の自損事故により高次脳機能障害を負った．中度の感覚性失語もあった（標準失語症検査（SLTA）：聴く20，話す30，書く20）．受傷後3カ月頃から易刺激性，衝動性，イライラなどの人格変化が見られ，妄想と暴力により精神科に入院．退院後，感情爆発，興奮は少なくなったが，毎日外出したがり，妻が止めると暴言や暴力を示していた．妻が高次脳機能障害に対する認知リハビリテーションのことを聞き，プログラムに参加することになった．初回の面接では，リハビリテーションに対するやる気は見られたが，会話が支離滅裂となり，成り立たなくなることが頻繁に見られた．また事故前後の記憶も確かではなかった．しかし自損事故に対する罪悪感を持っていた．

【訓練前評価】

神経心理学的検査からは全般的知的機能の低下（WAIS-R：全IQ76，言語性IQ71，動作性IQ84）と注意障害（かなひろいテスト：正答16），記憶障害（RBMT），遂行機能障害（WCST）があることが判明した．感情障害は顕著ではなかったが，活気の低下（POMS：活気32）と自尊心の低下が見られた．治療仮説として，正しい言葉を選択する能力低下の基盤に注意力障害があると考えられ，聴覚的理解と換語能力を高めるための言語訓練と，注意力を高めるための認知トレーニングを含んだ個別心理療法および小グループカウンセリング，また妻に対するストレス低減と本人への対応法を身につけるための家族カウンセリングが開始された．

認知リハビリテーションに対する本人のニーズは「自分がどうなっているのか知りたい」であった．神経心理学的検査結果の本人へのフィードバックには納得し，自分のこれからの課題の一つとして「自信をつけることだ」と自ら述べた．注意力改善をめざした個別認知トレーニングへの取り組みは良好であった．

【コミュニティへの参加】
　大グループカウンセリング（コミュニティ）への参加は，失語症があるため補助が必要であった．言語訓練担当の言語聴覚士が傍らに座り，グループで他の訓練生が発言することを書き留めて示すようにした．個別では1週間の記憶や印象に残った出来事について話されたが，開始当初はコミュニティで何が話されたかまったく覚えていなかった．しかしコミュニティ参加開始3カ月後頃から次第にコミュニティの内容を覚えていて話せるようになっていった．以前の自分の仕事についてコミュニティで話す場面では，経済成長の時代に地元を離れて大変な苦労をして働き続け，やっとこれまでの地位を築いたこと，それなのに自分の不注意から事故を起こしてしまい，その仕事ができなくなってしまったことへの後悔を，傍らの言語聴覚士の援助を受けながら参加メンバー全員の前で語った．その話に対して，参加メンバー全員から昔の苦労への共感的理解が示され，また「事故を起こしたことはあなたの罪ではない」と言葉をかけられことに涙した．
　訓練が進むにつれて次第に錯語は減少し，開始後半年経った頃には完全に消失した．自由会話ではほとんど問題が見られなくなり，コミュニティでオリンピックがテーマとして取り上げられた時には，日本選手の記録を正確に覚えており，思い出しにくい選手の名前についても，ヒントとしてイニシャルを挙げることで思い出すことができるようになっていた．

【訓練開始後1年半】
　訓練開始後1年半の時点では言語能力の改善（SLTA：聴く60，話す90，書く100），全般的知的能力の改善（全IQ99，言語性IQ102），注意力の改善（かなひろいテスト：正答38），活気の上昇（POMS：活気53）が見られた．念願であった娘の結婚式に出席し，新婦の父親としての役目を問題なく務めることができた．

[2] 〈ケース2：Bさん〉　感情面の安定に効果があった症例：20歳代　男性
　受傷後かなり時間が経過しており，身体障害はリハビリテーションにより軽快していたが，ちょっとしたことでカッとなり，また場面をわきまえず，ふざけてしまう行

動が見られていた．職業安定所に仕事を探しに行った際に，勝手に求人票を見ていたことを職員から注意されたことに激昂して飛び出し，それ以降，職業安定所に仕事を探しに行かなくなっていた．

【訓練前評価】

　神経心理学的検査では，知的能力の低下は見られなかったが（全 IQ94，言語性 IQ98，動作性 IQ91），感情状態の悪さ（POMS：緊張-不安 56，抑うつ-落込み 61，怒り-敵意 70）と遂行機能低下（WCST：達成 4）が見られた．検査結果の本人へのフィードバックでは，感情コントロールと計画的行動が課題として示され，怒りのコントロール法として呼吸法[注2]を練習した．

【コミュニティへの参加】

　コミュニティでは，ふざけた発言をしないで真摯に取り組むことを毎回事前の個別心理療法で確認し，そのように行動できたときには，コミュニティ実施中とコミュニティ後，そして次回の個別心理療法の時に賞賛することによって強化した．

　個別心理療法の中で，自分に必要なことを 1 週間，1 カ月，年間で計画を立てて実行していくことが課題となり，その流れの中で全国身体障害者スポーツ大会（身障国体）の水泳に参加することが目標となった．そのための練習を 1 週間の生活の中に組み込み，その様子をコミュニティで話をした．

　身障国体では金メダルを獲得した．その大会で緊張したこと，その時に個別心理療法で練習した呼吸法のリラクセーションを使って落ち着いたこと，目標を立てて実行していけば夢が達成できることをコミュニティで話した．他の訓練生，家族・スタッフ全員から惜しみない賞賛の声が向けられた．

　また毎回，他の訓練生からの障害の経過やその時の気持ちについての報告に対しては，それまでの自分の障害の克服のための長い経験から深く共感し，「つらいよね，その気持ちは俺はよくわかる」と感想を返していた．つらい気持ちを発言した訓練生のほとんどが，同じ高次脳機能障害を持つ他者から，そのような共感を示されることは初めてであった．

注 2）呼吸法：不安や怒りといった感情をコントロールするためのリラクセーション技法．代表的なものに，自律訓練法や瞑想法があるが，腹式呼吸を用いた呼吸法もその一つである．

【終了時の評価】

終了時の神経心理学的検査は感情状態の改善（POMS：緊張-不安 47，抑うつ-落込み 43，怒り-敵意 44）と遂行機能の向上（WCST：達成 6）を示していた．終了後，高次機能障害者専門の職業トレーニングに参加することを決意し，トレーニング後，ジョブコーチによる援助を利用して就業に成功した．

3 〈ケース 3：C さん〉 障害認識の促進に効果があった症例：40 歳代　男性

外傷による高次脳機能障害を持ち，大きな知的機能の低下はなかったが，注意，記憶，遂行機能にそれぞれ軽度の障害があった．また感情状態も非常に悪いわけではなかったが，やや抑うつ的で混乱しており（POMS：抑うつ-落込み 57，混乱 55），自尊心が低下していた（自尊感情尺度 26）．しかし，障害の認識が不足しており，本人のリハビリテーションへのニーズは，身体のバランスの回復と視覚（見えにくさ）の改善のみであった．「足さえ良くなれば（ちゃんと歩けるようになれば）以前の仕事に戻ることができる」と考えていた．しかし，家庭の中では孤立しており，妻や娘と打ち解けることができず，夕食は一人で外に食事に行くことを繰り返していた．

【訓練前評価】

神経心理学的検査結果の本人へのフィードバックの場面では，情報処理スピードの低下から動作の緩慢が起こっていると説明したところ，身体面以外の障害についての認識と理解が深まった．個別での注意力トレーニングおよびグループカウンセリングにも取り組むことを承諾した．個別での注意力トレーニング（選択性注意）では，初めはスピードを上げるとミスが増え，ミスを減らそうとすると時間がかかり結果は横ばい状態であったが，トレーニング開始後 1 カ月を過ぎた頃からミスが減り始め，注意の同時処理[注3)]のトレーニングに移行していった．

【コミュニティへの参加】

コミュニティでは，他の訓練生からの障害についての話に非常に関心を示し，個別心理療法で「あの人の気持ちはよくわかる」とか「あの人が話していた障害は自分にもある」と話し，他者への共感と障害への理解が進んでいった．自身の障害を語る回で

注 3) 注意の同時処理：注意には 1) 注意の持続，2) 選択性注意，3) 同時処理，4) 注意の転換の 4 つの機能がある．この中で一番基礎になるのが 1) 注意の持続である．注意力トレーニングでは，1) から順に行う．

表3 プログラム前後の神経心理学的評価の変化（グループ全体）

検査名		前 中央値	後 中央値	有意差
WAIS-R	全IQ	79	94	＊＊＊
	言語性IQ	82	92	＊＊
	動作性IQ	82	84	＊＊
かなひろいテスト	正	15	21	＋
	誤	5	5	
TMT	A	201	148	＋
	B	251	197	＊＊
WCST	達成カテゴリー	4	4	
	保続	7	4	
	セット維持困難	1	1	
RBMT	SPS	17.5	13.5	
POMS	不安・緊張	56	50	
	抑うつ	61	56	
	怒り	51	53	
	活気	48	46	
	疲労	53	48	
	混乱	59	53	
	総合感情障害（TMD）	242	213	
自尊感情尺度		33	30	
PCRS	本人	105	103	
	他者	74.5	72.5	

＊＊＊…$p<0.001$　＊＊…$p<0.01$　＋…$p<0.10$

は，「実は障害を持ってからずっと，いつも妻に添い寝をしてもらいたいほど心細い状態が続いている」と心中を吐露する場面も見られた．

コミュニティには毎回，妻も参加していた．徐々にコミュニティの後に妻ともう一度，その回のコミュニティで取り上げられた障害について話をしたり，その時に出てきた対処法を「お前も俺にやってくれ」と依頼するようになった．他の参加メンバーの発言に対してはいつも適切な理解と真摯な感想を返していた．そのため，コミュニティの若い訓練生から慕われるようになっていった．

【1年経過後】

1年経過した頃には，抑うつも少なくなっていた（POMS：抑うつ-落込み 49）．そして自分に残っている障害を認めつつ，それでもできる仕事をやろうという気持ちが高まり，職業安定所に積極的に足を運ぶようになった．その結果，倉庫での商品管理の仕事に就くことができた．そこでは認知トレーニングで身につけた見落としを少なくするための自分に合った確認する方法を用いながら仕事をこなしている．

4 評価

　ここでは参加訓練者全員の認知リハビリテーション全体の効果を示す．**表3**に示されるように，このプログラムを1年～1年半受けることによって，全般的知的機能（全IQ）の改善，特に言語性知能（言語性IQ）の改善，注意力の改善（TMT，かなひろいテスト）がみられた．感情状態（POMS）や自尊感情（自尊感情尺度）については中央値の低下は認められるが，有意な変化ではない．これは大きく変化した者とあまり変化しなかった者の個人差があるためである．個別ごとの変化を見てみると，感情が安定したケース（Bさん）だけでなく，コミュニケーションが改善したケース（Aさん）においても，障害の認識が促進したケース（Cさん）においても，共通して感情状態が改善していることが示されている．

5 効果の考察

　今回のグループカウンセリングの効果は，単に感情が安定するということだけではなく，個別認知トレーニングへの取り組みが積極的になり，自身の障害に目を向ける気持ちが高まり，社会復帰への意欲が高まり，そしてその意欲を持ち続けるという意味で効果があったと考えられる．

今後の展望

　今回提示した3つの症例からも，認知リハビリテーションプログラムの中でグループカウンセリングを行うことが，個別心理療法の効果をさらに引き出すことが明らかとなった．しかし，高次脳機能障害者の認知障害は認知トレーニングによって消失するわけではなく残存する．

　認知障害を持っていても残された機能を使いながら，社会的課題をこなしていく能力が高まれば，本人はさらに難易度の高い課題に取り囲まれた環境，例えば，より賃金の高い職場を求めていくことになる．そのような次のステップに移行する時に，感情的不安定さや自尊心の低下が生じる危険性が増大する．そのような状況に陥った時に，同じような立場にいる高次脳機能障害者とグループを持つことができれば，失敗して挫折し，退行してしまうことなく，困難を成長の糧に換えて，前に進んでいくことが可能になるだろう．

　以上のような理由から，今後，地域で生活している高次脳機能障害者が，次のステップに進むことを助けるようなグループカウンセリングが展開していくことが期待される．

[引用文献]

1）Ben-Yishey,et al（1985）：Neuropsychological rehabilitation：quest for a holistic approach. Semin Neurol 5：252−258.
2）Ben-Yishey, 他（大橋正洋・訳）（2001）：米国における神経心理学的リハビリテーション．千野直一，安東徳彦・編：リハビリテーション MOOK4 高次脳機能障害とリハビリテーション．金原出版. pp.1−7,
3）上田幸彦, 他（2007）：包括的・全体論的認知リハビリテーションの効果に関する調査. 総合リハ 35：389-396.
4）上田幸彦, 津田彰（2008）：構造化されたグループカウンセリングにおける脳損傷者の回復過程の検討. 総合リハ 36：889-894.

家族のための心理教育

山舘　圭子

はじめに

　ある日突然，身内が事故や病気により高次脳機能障害を負った家族の多くは，普段は当事者への対応でうまくいかないことばかりに目が向き，うまくできていることにはまったくと言っていいほど目が向かないことが多い．その結果，できていないことだけが強調され，「どうしたらいいかわからない」「大変」「どうにもならない」というネガティブな思いが膨らみ，無力感や不安が強くなり，自信を失っている．このネガティブな思考を「やれているじゃない」「これでいいんだ」「大丈夫」というポジティブな思考へ転換できれば，家族自身の精神的な健康に繋がるものと考える．ネガティブからポジティブな認知に転換するための中核が，家族セッション（心理教育のグループセッション）である．

　当事者への対応について困っていることの解決法は，家族セッションの他の参加メンバーの対処法がヒントになる．なぜなら，家族の方はうまく対処している場面があるにもかかわらず，そのことに気づいていないからである．メンバーの話から，「そう言えばこんなことをした時，よかったかもしれない…」など，自分なりにうまく対処している場面や方法に気づき，活かし意識して行動することで対処行動は身についていく．このような家族セッションについて紹介する．

目的

　高次脳機能障害をもつ人の家族支援の目的は、家族が笑顔になることである。家族が元気になれば，心にもゆとりができ，日々の生活や当事者への介護に安心して対応できるからである．そのため家族セッションでは，家族が同じような経験や思いを持つ参加メンバーの話を聞き，自分の思いを語ることで，「大変なのは自分だけではない」「わかってもらえる」という安心感を得ること，そして，安心を得ることのできる場で参加メンバーと共に困っていることをどのように解決できるのかを学んでいくことを提供することで，家族の精神的な健康[注1]を保つことを目的とする．

注1）1999年，世界保健機関（WHO）の総会で，健康の定義を「身体的，精神的，社会的に良好な状態であり，たんに病気あるいは病弱でないことではない」としている．

表1 代表的なレクチャー（講義）のテーマ
1. 脳の不思議 2. 高次脳機能障害の考え方 3. ストレスについて 4. 記憶障害について 5. 社会的行動障害について

対象

高次脳機能障がい者を抱える家族

方法

<概要>

時間・期間・頻度：1回/1時間30分（テーマに基づいた講義30分，グループディスカッション45分，まとめ15分）．1クール9セッション．2回/月実施．

スタッフ（構成・役割）：ファシリテーター　1名，　記録係　1〜2名

メンバー数：10〜12名

場所：落ちついて話ができる仕切られた部屋

<進め方>

ファシリテーターの横にホワイトボードを置き，記録者を含め全員が円形に座り，お互いの顔が見え，話しやすい雰囲気で行う．記録はホワイトボードとノートに記載する．

初回は，家族セッションについてのオリエンテーションを行う．

1回ごとの家族セッションでは，まずテーマに基づいたレクチャー（講義）を行い．次に意見交換（グループディスカッション）を行う．主な講義テーマを**表1**に挙げる．また家族セッション中におけるグループディスカッションでは，下記の3つのルールについて説明し，遵守していただく．

【家族セッションのルール】
① 人の話をよく聞こう
② 人の批判はしない
③ 他の人の良いところを見つけて具体的に伝えよう

表2 グループディスカッションにおけるアプローチの基本

① 障害の理解とその対処法を学ぶ
1. 皆はどう対処しているのか？
2. うまく対処できている場面を振り返る
3. 自分の対処法を意識する
4. 対処法を身につける
② 認知スタイルの変化を促す
1. 他の人の良いところを見つけて伝える
2. 他の人から自分や当事者の良いところが伝えられる
3. 自分や当事者の良いところを意識できる
③ 共に高めあう関係を築く
1. 同じ経験や思いを共有する
2. 自分の経験が人の役に立つことに気づく
3. 他の人の支えになれると感じる

◆ **大事なポイント** ◆

　家族セッションのファシリテーターは，グループ全体がプラスの方向に進むようグループ内の力動をコントロールする必要がある．ファシリテーターは，全員が発言できるよう配慮し，解決志向アプローチに基づき，メンバーのポジティブな発言を促していく（**表2**）．単なる慰めあいや他者との比較の場ではなく，メンバー同士が共に支えあい，高めあう関係になるようリードする．そのためには，セッションでは，前述の3つのルールのように人の意見をよく聞き，ポジティブな言葉でフィードバックするというルールを作るとよい．フィードバックは，ただ漠然と伝えるのではなく，他のメンバーの良いところを具体的に伝え合う．他のメンバーから褒められることは嬉しいことであり，自分では気づかないことやできていることに目が向いてくる効果がある．人から理解され，認められている体験を重ねることで，自信がついていく．このような関係をメンバー同士で築くことが，お互いがお互いを支えあうことであると思う．

評価

　家族セッションの前後に自由記述式のアンケート（**表3**）を記入してもらい，セッション前後でのアンケート結果における変化を評価する．

表3　事前アンケート（家族用）
1. 現在，何か困っている事はありますか？ 2. 困った事があるとどうしていますか？ 3. 今後の事で心配な点はありますか？ 4. ほっとできるのはどのような時ですか？ 5. どのような時に楽しいと感じますか？ 6. 何かやってみたい事はありますか？ 7. 今回の事業に対するご意見やご希望がありましたら教えて下さい．

（アンケートの回答は自由記述による）

家族セッションの実例

　おおまかに「講義」→「グループディスカッション」→「グループディスカッションのまとめ」から，家族セッションの流れについて，実例を紹介しながら述べる（本稿ではセッションのうちの一部を紹介する）．対象家族は，13名（妻1名，母11名，父2名）である．セッション前の家族へのアンケート結果では，現在困っていることとして当事者が自立できていない（3名），先がわからない（3名）ことを挙げる人が多く，また当事者が精神的に安定している時にほっとする（2名），当事者が笑顔の時に楽しいと感じる（4名）という回答が多かった．多くの家族は当事者の行動に左右され，気の休まる時や自分のための時間がなく，余裕のない状況に置かれている実態が明らかになった．

1 講義テーマ：脳の不思議

　最初に，図形を用いて錯視，盲点を実際に体験してもらい，視点によって見えるものが異なること，自分が正しいと思っていることが視点を変えることでまったく違ったものが見えてくることを理解してもらう．そのことから，私たちが見ているものは，すべて正しいとは限らず，脳が「きっとこうだ！」と自分なりに解釈して思い込んでいることに気づく．単純な図形でさえ脳が思い込みをしているので，対人関係など複雑な場面では思い込みがより先行する．

※講義のポイント※

・自分ができない，ダメだと思っていることは，正しいでしょうか？
・自分や家族の良いところは言えますか？
・他の人の良いところは言えますか？

[グループディスカッション]
Ｆ　ａ（ファシリテータ）：Ａさん，人前で話す事に自信はありますか？
Ａさん：いや，まったくです．いつもさっぱりで…．
Ｂさん：いつも堂々とうまくお話されているので自信があるかと思っていました．
Ａさん：とんでもない．自信なんてありませんよ．
Ｃさん：私は人前で話すのが苦手なので，いつも羨ましいと思っていました．この前もわかりやすいお話でしたよ．
Ａさん：いやー．ありがとうございます．でもさっぱりで…．
Ｆ　ａ：このように，見た感じは自信がありそうに見えても，実際その方がどう思っているかわからないものですね．言葉に出して伝えないと意外と相手にも伝わっていないものです．これから，他のメンバーや当事者の良いところをどんどん見つけて言葉で具体的に伝えてあげてください．

まとめ
・ネガティブな脳の思考に騙されないように意識してみよう
・マイナスなことに目を向けてダメだと思わずに，少し視点を変えて，できていることに注目することで，自分の脳をポジティブな方向にコントロールしてみよう．
・自分の良いところは気づかないものなので，他のメンバーや当事者の良いところを見つけて具体的な言葉で伝えよう．

2 講義テーマ：高次脳機能障害の考え方

　神経心理ピラミッド（図1）は，前頭葉を基盤とした人間の神経心理学的諸機能を階層化したものである．それぞれの機能は独立して存在しているのではなく，お互いに影響しあっている．
　なかでも重要なのは，一番底辺の機能すなわち「神経疲労（精神的疲労）」である．底辺の機能が揺らいでいる状態では，その上の「意欲」，「注意力」，「記憶力」など上位の機能をうまく発揮することができない．誰でも疲れている，眠い等神経疲労

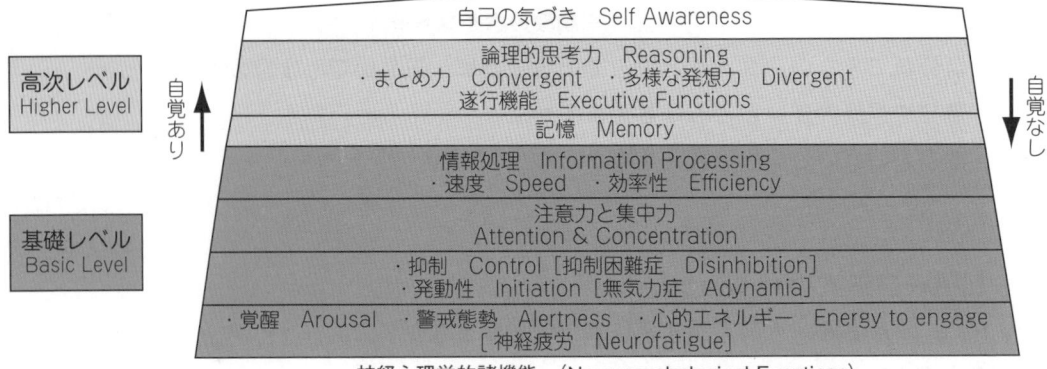

```
          自己の気づき  Self Awareness
高次レベル    ・論理的思考力  Reasoning
Higher Level  ・まとめ力 Convergent  ・多様な発想力 Divergent
              遂行機能 Executive Functions
              記憶 Memory
              情報処理 Information Processing
              ・速度 Speed  ・効率性 Efficiency
              注意力と集中力
              Attention & Concentration
基礎レベル    ・抑制 Control [抑制困難症 Disinhibition]
Basic Level   ・発動性 Initiation [無気力症 Adynamia]
              ・覚醒 Arousal ・警戒態勢 Alertness ・心的エネルギー Energy to engage
              [神経疲労 Neurofatigue]
```
(左側: 自覚あり↑ / 右側: 自覚なし↓)

神経心理学的諸機能　（Neuropsychological Functions）

（総合リハ2006年5月号(医学書院)立神粧子論文より引用）

図1　ニューヨーク大学リハビリテーション医学ラスク研究所　神経心理ピラミッド

がある時は，気力が湧かず，集中力も低下し仕事などの効率が悪くなる．自分がいいコンディションでいることがすべての活動において必要である．

　高次脳機能リハビリテーションピラミッド（**図2**）は，高次脳機能ばかりに注目するのではなく，その前段階（呼吸・循環など）から整える必要があることを示している．当たり前だが，よく食べ，よく眠り，体を動かして元気に活動することが自分のコンディションを整えるうえで大切である．

※講義のポイント※

・あなたは，自分の健康やコンディションに注意していますか？
・コンディションがいい時はどのような時ですか？

[グループディスカッション]
Ｆ　ａ：皆さんは，どのような時に忘れやすいですか？
Ｃさん：忙しい時です．その時はわかっていても後でついうっかり…
Ｄさん：眠い時や疲れている時です．
Ｆ　ａ：そうです．先ほどの神経心理ピラミッドのように忘れやすい時には原因があります．疲れていないか？忙しすぎていないか？振り返ってみるといいですね．
　　　　疲れている時や忙しい時には皆さんどうしていますか？
Ｃさん：ちょっと横になる時もありますが，やることがいっぱいで休んでいられません．
Ｆ　ａ：いつも無理をしているんですね．
Ｆさん：私は布団をしいてしっかり昼寝をします．
皆さん：いいなぁー．

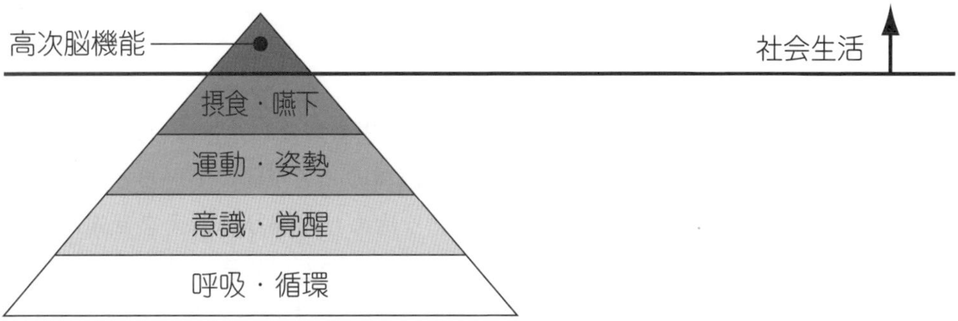

```
高次脳機能 ─────●                           社会生活 ↑
           ╱摂食・嚥下╲
          ╱ 運動・姿勢 ╲
         ╱  意識・覚醒  ╲
        ╱   呼吸・循環   ╲
```

(「生活を支える高次脳機能リハビリテーション」橋本圭司著（三輪書店）から改変引用)

図2　高次脳機能リハビリテーションピラミッド

Cさん：何となく休むことが悪い気がしていましたが，確かに無理していてもイライラしたり，思うようにはかどらなくて思い切って休んだほうがいいですよね．わかっているんですがなかなか．

Ｆａ：そうです．うまく休むというのはなかなか難しいことなんです．最初は意識して休息をとることが必要ですね．

まとめ
・自分のコンディションを意識して整えよう
・休息を上手に取ろう
・無理しすぎないように仕事量をコントロールしよう

3 **講義テーマ　ストレスについて**

> 同じ状況で同じことが起こった時，ある人はそれをストレスとは思わず，他の人はそのことがとてもストレスと感じることがある．また，適度なストレスは人を向上させるといういい点もある．問題は，ストレスの程度とそれを対処できると感じるかによって変わる．どうにもできないと感じると無力感ばかりが募る．逆に「よーし．何とかやってみよう！」と思えばファイトが出てくる．今の自分には向き合い，対抗することは難しいからストレスになることから距離を置くというのも回避行動という解決策である．

※講義のポイント※

・あなたはストレスに対してどのようにしていますか？
・また，あなたのストレス解消法は何ですか？

[グループディスカッション]

<思いを共有>

Fa ：皆さんの中で，何か困っていることをうまく解決した方はいませんか？

Aさん：高次脳機能障害をもつ息子が，家の部屋のドアが開いていると怒って，「今，閉めるよ」と言っても，いったん怒り始めたら怒りは消えません．私もちゃんと閉めればいいのに，なかなかできず，お互いに売り言葉に買い言葉になり，毎日大変でした．ある時，怒り始めたら大好きな飲み物を手渡したら，怒りが治まりました．当たり前にやり取りしてはダメですね．

Fa ：家族がストレスに感じ，対処に最も困るのが社会的行動障害[注2]だと思います．他に同じような経験のある方はいますか？

Bさん：息子がキレて暴力を奮って大変．妹にも暴力を奮うので，娘を守ろうと私はいつも痣だらけ．暴力はエスカレートするし，力は強くなるし，突然キレるから毎日びくびくしながら生きていた．

Cさん：今思うと，イライラして暴力を奮わざるを得なかった息子がかわいそうに思うが，その時はお互いにとにかく必死だった．私自身が精神的に参ってしまった．

Dさん：皆さんもそうなんですね．自分だけだと思っていました．他の人には手を上げないけれど，私に暴力を奮う．ひどい時は，カギを閉められて家に入れてもらえず，でも身内の恥だと思うと助けを求めたくても求められない．他の人に言ってもわかってもらえず，本当にどうしたらいいかと困っています．

メンバー：他の人に言ってもわかってもらえない気持ちよくわかる．うちもそう．

Fa ：皆さん，同じようなことで苦労されていますね．他人にわかってもらえない，どうしたらいいかわからないというのはつらい事ですね．

ポイント
・思いを受けとめ共有する

<視点を変える>

Fa ：お話を伺っていると皆さんは，何かいい方法を見つけて乗り越えられてきているようですね．うまくいっている場面をちょっと聞いてみましょう．キレない時はどんな時ですか？

Aさん：好きな事をやっている時．漫画を読んでいる時やクロスワードのパズルをやっている時など．

注2) 社会的行動障害とは，人に頼ったり，子どもっぽくなる依存や退行，感情を爆発させたりお金を無制限に使う感情や欲求のコントロールの低下などがあり，対人関係や社会参加を妨げる要因となる．

Ｂさん：趣味をしている時．
Ｆａ　：Ｄさんはいかがですか？
Ｄさん：うーん．なんだろう．パソコンをしている時かな…．
Ｆａ　：自分の好きなことをしている時は，キレないのですね．
　　　　好きなことをしている時はどのような様子ですか？
Ａさん：何もすることがないと不安になるのか，とにかく時間があるとずっとやって
　　　　います．やっていると落ち着いているけれど，やり過ぎなのが気になります．
Ｃさん：楽しそうです．そういう時は飽きないようです．
Ｆａ　：Ｄさんはいかがですか？
Ｄさん：私はパソコンをしないので，パソコンで何をやっているのかよくわからない
　　　　けれど，ずっとやっています．とにかくキレなければいいので…．
Ｆａ　：集中してできるって，すごいですね．私たちも好きなことをやっていると時
　　　　間があっという間に経ってしまいますよね．楽しいこと，意欲を持ってでき
　　　　ること，やるべきことがあるといいようですね．こういう時間や機会を増や
　　　　すということも必要ですね．

|ポイント|
・うまくいっている場面に気づく
・うまくいく場面を増やす

<対処法を見つける>
Ｆａ　：それでは，キレる時はどんな時ですか？キレる場面を冷静に思い出したり，
　　　　観察してみると少しずつ原因がわかってきます．例えば，先ほどのＡさんは
　　　　ドアを開けっ放しにしていることが原因でしたね．皆さんは，いかがですか？
Ｂさん：ＴＶのチャンネルを変えるとキレていた．
Ｄさん：とにかく自分の意にそぐわないとキレる．何が原因かはわからない．
Ｆａ　：Ｂさんは，どうやってその原因がわかったのですか？
Ｂさん：そういう時は私も感情的になってしまうけれど，その場面を思い出すと確か
　　　　に同じことが繰り返されていたので．
Ｆａ　：Ａさんも言っていました．同じパターンの行動が繰り返されているんですね．
　　　　キレる時のパターンがわかったら，原因となることを周囲がしないようにす
　　　　ればいいのです．例えば，家族皆が黙ってチャンネルを変えない等です．
　　　　それでもつい引き金を引いてしまい，キレそうになったら，どうしていますか？
　　　　Ａさんは怒り始めたら大好きな飲み物を「はい，どうぞ」と手渡したら，落ち
　　　　着いたのですね．いい方法でしたね．他の方はいかがですか？

Eさん：息子がキレる時に急に顔つきが変わる．変わりそうになったら，すぐにその場を離れることにしました．そうすると，キレなくてすむみたい．でも，自分に余裕がないとダメです．

Cさん：キレてしまうと，お互いに良くない．キレないようにすることが大事．うちでは，キレそうになったら「お母さん，ちょっと具合が悪いから隣の部屋で休んでいるね」と言って部屋を出て行くようにした．しばらくして部屋に戻るとけろっとしている．

Ｆａ：その場を離れるというのはとてもいいですね．そのままそばにいると火に油を注ぐようなことになってしまいます．皆さんが行っていることは，爆発を未然に防ぐ，もし，爆発したらクールダウンさせるという社会的行動障害への対処法として有効な方法です．好きな飲み物をあげる，というのも場面を変えるという意味でいい方法ですね．

ポイント
・対処法を整理する

<使える対処法を見つける>

Ｆａ：皆さんからいろんな意見がでましたが，Ｄさんが皆さんのお話を聞いてできそうなことはありましたか？

Ｄさん：キレそうになったら逃げることでしょうか．でも逃げたら家に入れないかと思うと心配です．でも他の方の家に行くとその方に迷惑がかかるので….

Ｆａ：逃げた後，家に帰った時はいかがでしたか？

Ｄさん：けろっとしている時もあるし，カギがかかっていて入れない時もあります．

Ｆａ：けろっとしている時があるんですね．他の方も時間が経ってから帰るといいと言っていましたね．

Ｃさん：周囲の人に助けてもらうことも大切．周りに迷惑だと思わず，助けてもらわないとあなたが大変よ．

Ｄさん：親戚に助けを求めることもあります．

Ｆａ：逃げ場の確保は大事ですね．身近に理解してくれる方がいるということは心強いですね．今日，皆さんとお話をして何かいいヒントは見つかりましたか？

Ｄさん：はい．初めてつらい気持ちをわかってもらえる人たちに会えて，感謝しています．まだ自分にできるか自信はありませんが，これからも皆さんの力を借りながらやっていきたいと思います．ありがとうございます．

ポイント
・今日からできる具体的な方法を見つける

<対処法の承認>

Hさん：いつも皆さんのお話を聞いて勉強になっています．実は，皆さんのお話を聞いて，うちの息子もいつかキレる時が来るだろうと予想していました．この前，ついにその時がやってきました．その時，「あのね．怒って興奮すると頭の毛細血管が切れて，脳出血を起こしてしまうよ．危ないから落ち着いて」と言ったら興奮が治まりました．

メンバー：すごい．よかったですね．

Ｆａ：すごいですね．このような対処法は今まで誰も実践していませんでしたね．Hさんが，皆さんのお話を聞きながら，どうしたらいいかを自ら考え，いざという時に実行したのですね．

Hさん：いや，皆さんのお話があったからです．

Ｆａ：そうですね．皆さんの経験から，あらかじめそういう事態を予測していたので，Hさんが落ちついて行動できたのですね．

ポイント
・うまく使えた対処法を皆で共有する
・喜びを共にする

④ 家族セッション以外からのフィードバック

今回の事業ではレクリエーションや宿泊等，当事者と家族が一緒に楽しめるプログラムを設けていた．このような機会もフィードバックの場として活用する．

当事者だけを宿泊教室に参加させたEさん．翌日，迎えに来ると…

Dさん：大丈夫よ．昨日は，自分から「トランプをしよう」「お風呂に入ろう」とリーダーシップを発揮していましたよ．

Aさん：私と一緒にお風呂に入りました．「お風呂に行こう」と自分から言ったのよ．皆に積極的に話しかけて楽しませてくれるので，皆さんも喜んでいましたよ．

Eさん：えー．なぜ？家ではお風呂にも入りたがらない．いちいち言わなければ行動しない．何もできない人だと思っていたのに…．

Fさん：自分は忘れやすいので，皆の名前を覚えたいと一人ひとりに話しかけて名前を聞いて，メモをしていました．一生懸命でしたよ．

Eさん：えー．

Iさん：どこの家族も同じ．できないと決めつけて手を出してしまうけれど，家族がいなければ自分でするのよね．心配いらなかったわよ．

表4 開始時と修了時のアンケートの比較（代表的な回答）

現在，何か困っている事はありますか？	開始時（修了時）
自立できていない	3名（**1名**）
先がわからない	3名（**1名**）
ほっとできるのはどんな時ですか？	
当事者が精神的に安定している時	3名（**1名**）
無回答	2名（**0名**）
どのような時に楽しいと感じますか？	
当事者が笑顔でいる時	4名（**5名**）
無回答	2名（**0名**）
何かやってみたい事はありますか？	
無回答	7名（**4名**）

表5 代表的な感想

・辛いのは自分だけだと思っていたが，苦しみをわかってもらえた．	7名
・他の家族と共感でき，相談しあえる．	3名
・皆さんに会えて感謝，見方が広がり，心のゆとりができた．	9名
・自分が必要とされる場であり，仲間意識が生まれた．	3名
・当事者の事を過少評価していたことに気づいた．	6名
・前向きに生きていこうと意欲が湧いてきた．	4名
・いろんな人に褒められて当事者も自分も自信がついた．	9名
・親の対応が影響していることがわかった．	3名

Eさん：わー．ありがとうございます．

5 1クール後の結果

家族セッション開始前と修了時のアンケート結果を**表4**に示す．当事者の置かれている状況は家族セッション開始時と変化はないものの，家族が感じる当事者の自立度や将来に対する不安度は低くなった．また，家族自身がほっとする時間，楽しめる時間が見つかり，自発性や意欲が向上し，自分の生活を楽しむゆとりができてきた．家族セッションに参加しての感想（**表5**）では，つらさを理解してもらえた安心感，前向きな気持ちや心のゆとり，認められることで持てた自信，メンバーに対する感謝などの意見が多かった．

6 効果の考察

初めはうつむいて硬い表情をして参加していた家族が，セッションが進むにつれ，穏やかな表情になり，いつの間にか生き生きとした素敵な笑顔に変化してきた．悩み

を共有し，理解してもらえるという安心感，対処法の理解，安心できる参加メンバーからのポジティブフィードバックは，ネガティブな視点からポジティブな視点へ変化するのに有効であったと考える．

　AさんやCさんなど2クール目のメンバーたちは，1クール目に比べて発言内容が大きく変化している．自分のつらかった体験や自分の対処法を積極的に伝え，他のメンバーを支え，グループをリードするようになる．あらためて，自信が人を大きく変える力を持っていることを感じる．

　最後に，家族セッションは，平成19年・20年NPO法人いわて脳外傷友の会イーハトーヴ主催の高次脳機能障がい者とその家族のための支援事業，通称「石っこの会」で実施しました．家族支援のモデルは，橋本圭司医師らが実践している当事者・家族ボランティア支援プログラム「オレンジクラブ」を参考にさせていただきました．オレンジクラブのメンバーの皆様には，見学研修でのご指導，野路井未穂　臨床心理士には家族セッションを実施していただきましたこと，心より感謝申し上げます．

　また，このような機会を与えて下さった堀間幸子代表をはじめとするNPO法人いわて脳外傷友の会イーハトーヴの皆様，助成金獲得に英知とご尽力をいただきました菊地賢次顧問，「石っこの会」に参加して下さった当事者とご家族をはじめ多くのボランティアスタッフの皆様，岩手でオレンジクラブの実演にご尽力いただきました岩手高次脳機能障害研究会の村田深雪脳神経外科医師，同僚である轟木知佳心理士に心より感謝申し上げます．

[参考文献]

立神粧子（2006）：「ニューヨーク大学医療センター・ラスク研究所における脳損傷者通院プログラム「脳損傷者通院プログラム」における前頭葉機能の定義（前編）臨床リハ14：487−492.

橋本圭司（2006）：高次脳機能障害−どのように対応するか．PHP研究所．

橋本圭司（2007）：高次脳機能障害がわかる本　対応とリハビリテーション．法研．

橋本圭司（2008）：生活を支える高次脳機能リハビリテーション．三輪書店．

NPO法人いわて脳外傷友の会（2008）：特定公益信託いわてNPO基金第6回事業　高次脳機能障害者社会参加支援事業「石っこの会」報告書．

山舘圭子，中島恵子（2006）：重度の記憶障害を呈した高次脳機能障害者への認知リハビリテーション―理解が得られたことにより家族関係が改善したケース．九州ルーテル学院大学発達心理臨床センター紀要第5号，pp15−21.

山舘圭子，橋本圭司（2007）：社会的行動障害の一例．日本高次脳機能障害学会講演抄録．p165.

いきがいについてのグループカウンセリング
－グループロゴセラピーによる人生の意味目的意識の醸成－

吉田　香里

はじめに

　高次脳機能障害の生活への影響は，「できないこと」や「わからないこと」が増えるといった一時的影響に加えて，当事者本人やご家族が「障害があるから『何をやっても無駄』」と，人生にコミットメントする（関わる）ことそのものをあきらめてしまいがちになる二次的影響も大きい．

　「ある人の意味志向が低下すると，その人の精神衛生一般も悪化し，フラストレーションの影響が増大する．意味志向が改善されると，人生の成功がどんな位置にあってもそれに対して，肯定的な態度を生み出す能力が高まる．」といわれている[1]．このようなことより，高次脳機能障害者への人生の意味によるケアは非常に重要である．

　筆者はロゴセラピー[注1]の「人生のあらゆる状況には意味があり，すべての人が自分の人生に意味を見い出したいと願っており，そして，そのような意味を貫くことのできる自由の領域が必ずある[2]」とする理念をもとに，"すべての人には人間的価値があり，意味を実現しようとしているのだ"ということを感じ合える場として，いきがいについてのグループカウンセリングを行っているので紹介する．

意義と目的

　高次脳機能障害となった人は「青信号になったので横断歩道を渡り始めたら，自動車が飛び込んできた」「風邪で寝込んでいたら急に意識がなくなった」など，平和な日常の中にあって，突然死が迫ってくる経験をする．

　この予想だにしなかった状況から回復した人々は，「自分」の死を垣間見た貴重な体験を持つ人ということになる．もちろん「望むらくは，そんな体験はしたくはない」ものではあるが，

注1）ロゴセラピー：オーストリア，ウィーンの精神科医フランクル，V.E.によって創始された心理療法．「実在分析」．人生に対して困難さを感じている場合に，ロゴス＝意味を中心とした対話をすることで，回復を促す．

しかし，そのような状況を経た「からこそ」，「であるが故に」，必要としている『何か』や『誰か』がいる．このような同じ経験をもつピアメンバー[注2]同士が話し，考えあえる機会を提供するグループカウンセリングは，予期せぬ出来事で高次脳機能障害となった人にとって人生の意味を捉えなおし，いきがいを得ることにつながる．グループカウンセリングによる『意味』によるケアを行い，いきがいについて捉えなおすことで，高次脳機能障害の二次的影響を防止し，また改善することを目的とする．

対象

一般的には，高次脳機能障害の確定診断がなされ，職場復帰あるいは家庭復帰の段階になったすべての人が対象となり得る．

特に障害によって，これまでの人生プランを何らかの形で変更せざるを得ないことに適応できない場合や家族関係に影響があり，それが思わしくない方向に傾いている場合には，このようなグループカウンセリングが必要と思われる．

ただし，言語障害が著しいなど，当事者がコミュニケーションをとることに消極的な場合には，グループ力動がかえって，心理的負担となってしまうことがあるので注意が必要である（補助的なスタッフがつくなどの配慮が必要）．

方法

<概要>

時間・頻度・期間：1セッション90分．週に1回．4週間で1クール（6カ月間）

スタッフ（構成・役割）：

ファシリテーター　1名（当事者間のコミュニケーションを活性化させる．グループ全体の運営）

コ・ファシリテーター　1名（記録と当事者一人ひとりの心的な動きについて観察し，必要があれば介入する）

メンバー数：3～15名程度（6～8人ぐらいが望ましい）

場所：メンバーがお互いの顔を見合いながら車座になって話せるスペースがあり，落ちついて話せる場所．

注2）ピアメンバー：共通の問題因を抱えた当事者仲間

<進め方>

まず最初にファシリテーターがグループ内でのルールの確認をする．

【ルール】

① ここでの話は，この部屋に置いていく．外に出たら話してはいけない（勉強した内容については可）．
② 自分の発言内容はできるだけ自分でコントロールする．話したくない時には明るく「パス」という．途中で混乱してきた時には，「以上です」と言ってやめる．
③ 批評，批判はしない．
④ 宗教団体や政治団体などの固有名詞は出さない．
⑤ グループ内で起こった問題は，グループ内で解決する．
⑥ 誰かが話している時には全員でその人の話を聞く．

次に今クールでのテーマを確認し，テーマについて最初は，参加メンバー一人ひとりから順番に発言してもらう．途中で当事者間の発言が生まれてきたら，それを促進するようにファシリテートする．

テーマは「過去について」→「現在について」→「将来について」→「病気や障害について」→「死について」→「まとめ（グループ内で積み残しているテーマ）」の順に扱う．

◆ 大事なポイント ◆

ファシリテーターは，グループ全体が虚無的な内容に終始するようになった場合にのみ「人生を意味で満たしたい欲求」を刺激するために介入する．ただし，このグループの主旨をメンバーが理解するようになると，グループ内で解決するようになるので，介入することが少なくなる．

できれば，グループ導入前にスタッフと参加メンバーが，参加メンバー自身の対人関係の特徴や性格傾向について話しあっておくとよい．そのために場合によっては，ロールシャッハ・テスト（インクのシミを用いた心理検査）やSCTテスト（いろいろなことを思い起こさせるような短い言葉に続けて，簡単な文章を書く心理検査）なども行って，対人関係の中にあるときの緊張の度合いなどを前もって予測し，互いに確認できていればよりよいと思われる．

評価

グループカウンセリング実施による「人生の意味目的意識」の変化の測定のために，開始

表1 参加者の構成

本人	原因疾患	家族関係の参加者
Aさん 50歳代 男性	交通事故	Bさん 50歳代 妻
Cさん 30歳代 男性	交通事故	Dさん 60歳代 母
Eさん 30歳代 女性	喘息発作	Fさん 60歳代 母
Gさん 20歳代 男性	交通事故	Hさん 50歳代 母
Iさん 30歳代 男性	交通事故	Jさん 50歳代 母
Kさん 20歳代 女性	ウイルス性脳炎	Lさん 40歳代 母
Mさん 20歳代 男性	交通事故	参加なし
Nさん 30歳代 男性	交通事故	参加なし
Oさん 50歳代 男性	転落事故	参加なし

直後と終了時にPurpose In Life test 日本版(以下,PILテスト)[注3]を,参加者全員に実施する.

事例紹介

高次脳機能障害支援モデル事業において実施したグループカウンセリングより事例を紹介する[3].

1. 対象

本グループでは特に,就労・復職を予定している人を対象とした.これは,就労場面においては,より現実的な適応能力を問われることが想定され,メンタル面のストレングス(強さ)を底支えするためにも,意味によるケアが急務であると考えたからである.

これまでに就労経験があるか,または,「就労可能」と医師により判断されている高次脳機能障害者へ,モデル事業のコーディネーターが個別に声かけをし,参加希望のあった方たちに参集してもらった.

当事者本人9人,家族6名の参加があった.参加者構成については**表1**にまとめる.

注3) Purpose In Life test:ロゴセラピーの創始者V.E.フランクルの考え方に基づいて,J.クランバウらによって開発され,佐藤らPIL研究会(1998)による日本語版がある[4].

2. 方法

　週に1回90分，院内の集団リハビリテーション室にて実施した．

　臨床心理士がファシリテーターを，モデル事業コーディネーターの看護師がコ・ファシリテーターとして参加した．

　下記のAタイプ～Dタイプまでの4種類のプログラムを第1木曜日から第4木曜日までのローテーションとして，1カ月を1クールとして実施した．実施できたのは，X年11月～翌年3月までの5クールであった．参加メンバーは第1クールから第5クールまでの間で，第1クールにて本人2名，家族2名が参加を辞退したのちは，同じメンバーで行った．

　Aタイプ：本人と家族参加の心理・教育的プログラムのあるグループカウンセリング
　　　　　院内の医師・理学療法士・言語療法士などによる高次脳機能障害に関するミニ講話を聞いたあと，講義内容などを中心テーマとしてフリーセッション（自由に気兼ねなく話すセッション）を実施．
　Bタイプ：本人のみ参加のグループロゴセラピー
　　　　　人生の意味目的意識に関するテーマで行うセッション．家族は別室にてフリーセッションを行う．
　Cタイプ：本人のみ参加の感情交流法(FFGW)を組み入れたセッション(FFWGの運営の仕方については文献5参照)．家族は，別室にてフリーセッションを実施．
　Dタイプ：本人と家族参加の合同グループロゴセラピー
　　　　　同じクールのBタイプのセッションと同じ人生の意味目的意識に関するテーマを用いた，家族も入ってのセッション．

【A～Dタイプのデザイン内容について】

　BタイプとDタイプのセッションは，直接人生の意味目的意識を扱うセッションである．メンバー構成が違うのは，Bタイプのときに障害者本人同士で気兼ねなく話せるピアグループ的な要素を強めて運営し，ここで話し合われた内容で家族と話してみたいと感じたことをDタイプのときに話せるようにするためである．

　AタイプとCタイプは，各種リハビリテーション（言語療法，理学療法，作業療法など）によって改善された一つひとつの認知機能が，対人関係場面においてより実践的に総合的に機能できるようになるための訓練としてデザインされる．これは，実際のグループの中で，さまざまな心理的力動（メンバー同士の心の動き）を体験し，その中で認知

機能を統合してフル活用しながら，コミュニケーションスキル（受け応えの技術）を身につけていく訓練でもある．

このようにリハビリテーション的な構成（枠組み）の中でも，ファシリテーターは，人生に対する見方やいきがいに関する発言を取り上げて，全員で扱うように工夫する．

なお，グループ開始時には想定される長所（上記の目的の内容）と短所（複雑な対人関係の中に置かれることによって生じる疲労や煩わしさ）について説明したうえで，個人情報に配慮した形ではあるが研究発表をする可能性があることを伝えて同意を得た．

本稿では，特にロゴセラピーに関わる部分を中心に報告するため，Aタイプのミニ講話プログラムやCタイプのFFGW[6]等の内容については割愛する．

1 第1クール：テーマ「これまでの人生（過去）について」X年11月

<メンバーの定着とそれぞれの人生についての開示の時期>

初回は，このグループについての趣旨説明や自己紹介を行った．

個別面接を実施していた時期がある参加者もいたが，むしろグループ内でのほうが，客観的に自分の状態やこれまでの経過を説明する姿が見られた．たとえば，「イライラして，家族にあたってしまう」ことが問題になっていた参加メンバーの一人は，個別面接時では「どうしたらよいかわからない」とだけ話し，こちらからの提案（イライラしたときにはいったんその場を離れてタイムアウトをとる）についても，理解できない様子であったが，グループカウンセリングでは，他のメンバーからの話に触発され，どんな状況になるとイライラするのか（家族から何をどう言われたりすると腹が立つのかなど）を，客観的に説明し，どうすればよいか（その場からいったん離れて，廊下でたばこを吸って冷静になってから家族と話をする）について他のメンバーに説明するということが起きた．その日，その場で，そのメンバーだから起きることである．

20歳代の男性Gさんと30歳代の男性Iさんは，2,3回参加してみて，その後の参加を望まなかったため，その母親（Hさん，Jさん）もここで終了となった．

GさんとIさんはいずれもこの時点では，認知機能についてのリハビリテーションを継続中であったため神経疲労も重度で，グループが心理的な負担となったものと思われた．

2 第2クール：テーマ「今の生活（現在）について」X年12月

＜グループメンバー同士が相手の感情について配慮し合えるようになった時期＞

　このクールのCタイプのセッション（FFGW）で記憶の訓練をするための題材は，「クリスマス・ツリー」であった（このクールで扱っているテーマはあくまで「現在について」であるが，話を引き出すための題材として「クリスマス・ツリー」を使う）．
　参加メンバーの一人が，「クリスマスの日に大雪の中，仕事で山間の電線工事をしていたこと」を思い出し，語った．大変だったけれども充実していた過去に比べて，現在は，そのように第一線で働けず，今の生活についてもどかしさを感じていることを話すと，他のメンバーからは「"クリスマス・ツリー"一つをとっても，やり遂げた仕事について思い出して話すことができる人がいるというのは思いもよらなかったし，現在の自分にはそのような思い出すらない（記憶障害の為）ことが悔しい」というようなフィードバックがあった．互いに，現在の状況に対する「もどかしさ」というところについて，相手の感情を想像しながら思いやったり，自分の中にこれまでは言語化されてこなかった思いがあることが共有された．

◆ 大事なポイント ◆

　「もどかしさ」というような抽象的な概念についてメンバーより語られた時には，ホワイトボードに書き出して視覚化する工夫があると，言語的な障害の残る人でもゆっくり味わうことができる．

3 第3クール：テーマ「これからの最高の望み（将来）について」X年1月

＜メンバー同士の相互作用で持てる力を引き出し合うようになった時期＞

　これからの最高の望み（将来）についてのテーマでは参加メンバー間に共通して，「普通に生活できること．家族がいて，仕事をしている将来」に対する強い願いが語られた．
　本人のみ参加するBタイプのグループセッションのときに，周囲とのコミュニケーションについて悩みつつも，なんとか家族の支えで一般就労を続けているメンバーが，妻に対しての素直な感謝の気持ちを述べるとともに，ふと「妻に対して何かしてあげたい」とつぶやいた．すると，女性メンバー全員から「それはいい！」とすぐに反応があった．
　ファシリテーターが「それでは，すぐに何かできることはありますか？」と尋ねる

と,「温泉にでも連れて行きたいけど,金がないからダメだな」との返答であった.すると,女性メンバーから「さっきの(感謝の)言葉だけでもよいのに」という声があがった.別のメンバーも「温泉よりもよいかも」とフィードバックした.

ファシリテーターから,「(家族も参加する)Dタイプのセッションのときに伝えてみたら?」と促すと,「いやー,それはちょっと…」と言いつつもまんざらではない様子であった.他の男性メンバーからは「俺はそういうの照れてやってこなかったし,今は一人(身)だからわかるけど,ちゃんと言ったほうがいいよ」とか,「言ったほうがいいとは思うけど,照れますよね」などといったフィードバックがあった.

本人は,「そういうものかね.今度言ってみるかね」と言うので,コ・ファシリテーターより「メモリーノートに書いておきますか?」と伝えると,自らメモリーノートに「妻に話をする」と記入した.他メンバーからも,「忘れないようにそれとなく言ってあげるから」と後押しがあった.

Dタイプのセッションの当日,本人が忘れたのか照れたのか,この件の事をなかなか話し出さないでいると,他メンバーから「なんか話したいことがあるって言ってたよね.ほら,メモリーノートに書いてたでしょ」と促された.そこでやっと,妻に向かって朴訥と感謝に近い言葉を述べた.

Bタイプのセッションのときに話していたときほど,素直に表現することは難しかったものの,それでも感謝の気持ちは皆にも十分に伝わった.思ってもいなかった事を言われた妻は感動して涙が止まらなくなった.他の参加者も胸がいっぱいになって涙が止まらず,ティッシュペーパーの取り合いになって,笑いが起きた.

◆ **大事なポイント** ◆

「自分はメモリーノートなど必要ではない」として代替手段(メモリーノート)を使おうとせず,職場でミスを繰り返していたメンバーであったが,グループに参加して他メンバーとこのようなやりとりをするなかでその必要性を認識した.さらにその後,彼は職場では自らパソコンで作成したチェックシートをもとに,仕事内容を確認するようになった.

④ 第4クール：テーマ「病気や障害について」X年2月

＜障害受容のプロセスが生んだメンバー同士の深い心理的交流の時期＞

　Bタイプのセッションにて，病気や障害をテーマに，自分の身に起きた病気や事故，それによって負った障害について語り合う中で，「まだ加害者と補償交渉中だから，相手から心が乱される」と発言したメンバーがいた．すると，別のメンバーが「自分は昔，加害者のところに直接文句を言いに行った．『人生を返せ』ってね．さすがに今は直接言いに行くことはなくなったけど，本当は今でもそう思っている」と投げやりに語った．
　ファシリテーターが「そういう時，どのようにしたら心が平安になると思いますか」と尋ねると，同じように交通事故によって受傷したメンバーが「相手が悪いには変わりないんだけど，相手も人間だからその身にもなってみる．『事情があってしょうがなかったんだ』と思えると心が乱れないんだよね．そう思える日もあるんだけど，ぶり返してくるんだよね」と答えた．
　別のメンバーは「私は，自分の病気でこうなったから誰のせいにもできない．だから，『あの時こうしていれば』とか考えて，これもすべて自分が悪いんだと思うととても悔しくなるときがある」と泣きながら語った．

◆ **大事なポイント** ◆
　加害者への攻撃的な感情や遺恨の情について，メンバー同士であるからこそ率直に表現することができる．ファシリテーターは，この安全感を保障しつつも，マイナスの感情に囚われているだけではなく，その先の人間的成長の次元があるということについても扱うようにする．マイナス感情の吐露だけに終わってしまうと，自分のいたらない点をただ露呈した感じがしてきてグループに参加しづらくなるケースがある．

⑤ 第5クール：テーマ「病気や死について」・「グループに参加してのまとめ」

＜「このメンバーでなければ得られない体験」について共通認識をもった時期＞

　参加メンバーからテーマを「死について」にしたいという要望があった．死をテーマにした話では，メンバーの大半が「お花畑」・「三途の川」・「天へと続く階段」などの臨死体験を語った．これまで，「体験した人でなければわかってもらえないから家族以外には話したことがない」というメンバーも，他のメンバーの話を聞いて安心してそのこ

とについて語った．

その臨死体験の話から，一人のメンバーより「そこはすごく気持ちのよい場所だったので，実は死ぬことが怖くなくなった．だから，今がつらいと簡単に死んでもよいような気がしてきて危ない」という話題が出された．それに対して，別の参加メンバーから「そうそう，死ぬのが怖くなくなった．でも逆に，最終的には安全な場所へ行ける（参加者から笑いが起きる）から，どんなに大変なことでもやれるだけやってみようと，今，思った」というフィードバックがあった．

最終日の本セッションでは，このグループについてのまとめを行った．これを，院内で行われる連携機関向けの高次脳機能障害に関する研修会で発表することとなり，参加メンバーの代表者がレポートした．レポートの中には，「やはり，同じ境遇の仲間だから，この場はホッとする」「この病気をもったためにみんなと会えたんだと思うと幸せだと思う」といった意見が取り上げられた．連携機関に対しては「こういうセッションができる環境を作ってほしい」と要望した．

◆ **大事なポイント** ◆

当事者の方が「自分たちでなければ届けられないメッセージ」を伝える場を作ることを支援することも重要である．高次脳機能障害者であるがゆえに，ピアメンバーのためになる活動（研修会での発表や要望の提案）に実際に従事してみるということは障害の意味を実現することであり，彼らにとって大きな活力となる．

3. 評価

評価の結果を**表2**，**表3**にまとめる．

表2は全出席者の開始時と終了時のPart-A得点，Part-B・C得点と，Part-B・C得点のうち，特に実存的空虚感を表す得点について記載したものである．

表3は開始時・終了時のPILの記述内容が解釈に十分であった本人（4人）と家族（4人）合わせて8名分について，対応のあるt検定を片側検定にて行った結果である（それぞれ本人のみ，家族のみの得点についても検討したが差はなく同質であったため，ここでは一括で統計処理したもののみ掲載する）．

表3で示すように，PILのPart-AとPart-B・Cともに開始時と終了時との間に有意な差がある結果となった．また，参加メンバーのほとんどの人が開始時の点数は，標準域以下であったのに対し，終了時の点数はほぼ標準域にまで達していた．

表2 グループカウンセリング前後のPILテストの個人結果

本人 年代 性別	Part-A 総得点140点	Part-B·C 総得点77点	実存的空虚 総得点7点	家族 年代 性別	Part-A 総得点140点	Part-B·C 総得点77点	実存的空虚 総得点7点
Aさん 50歳代 男性	前 40.0 後 42.0	前 24.5 後 38.7	前 1.0 後 2.0	Bさん 50歳代 妻	前 52.0 後 78.0	前 37.6 後 44.0	前 3.0 後 4.0
Cさん 30歳代 男性	前 90.0 後 97.0	前 54.0 後 60.5	前 5.0 後 5.0	Dさん 60歳代 母	前 97.0 後 113.0	前 43.7 後 53.0	前 3.0 後 5.0
Eさん 30歳代 女性	前 87.0 後 95.0	前 53.2 後 55.0	前 6.0 後 6.5	Fさん 60歳代 母	前 89.0 後 89.0	前 — 後 —	前 — 後 —
Gさん※ 20歳代 男性	前 71.0 後 —	前 27.0 後 —	前 1.0 後 —	Hさん※ 50歳代 母	前 71.0 後 —	前 32.3 後 —	前 3.0 後 —
Iさん※ 30歳代 男性	前 97.0 後 —	前 48.3 後 —	前 5.0 後 —	Jさん※ 50歳代 母	前 102.0 後 —	前 47.8 後 —	前 4.0 後 —
Kさん 20歳代 女性	前 56.0 後 64.0	前 46.5 後 52.5	前 4.0 後 5.0	Lさん 40歳代 母	前 100.0 後 88.0	前 49.0 後 56.6	前 5.0 後 5.0
Mさん 20歳代 男性	前 51.0 後 61.0	前 23.5 後 45.0	前 1.0 後 2.0				
Nさん 30歳代 男性	前 80.0 後 —	前 37.3 後 —	前 3.0 後 —				
Oさん 50歳代 男性	前 83.0 後 58.0	前 47.0 後 —	前 3.0 後 —				

参考：Part-A
　　　おおよその15～34歳標準域80～109点
　　　　　　　35～74歳標準域90～119点
　　　Part-B·C
　　　おおよその15～24歳標準域40～54点
　　　　　　　25～64歳標準域44～59点

※は途中終了となったメンバーである．

4. 効果の考察

　PILのPart-Aは20項目の質問に対して7段階尺度に数値で応える形式であるため，社会的望ましさによって引き上げられる可能性も否定できない．しかし，Part-B·Cは記述式であるため，自らの言葉で表現できるようになる程度までに意味目的意識が整理されていなければ点数化されない．この点でPart-B·Cの得点が5カ月間(5クール)のセッションで有意差が出たことは，参加メンバーのそれぞれが生きる態度について一つひとつ真剣に検討してきた結果であると考える．

今後の展望

　高度救命救急医療の発達にともなって，死の淵から生還する人たちが今後，ますます増

表3　参加者8名におけるPILテスト結果

	開始時平均点	終了時平均点	得点差	統計量	p値
Part-A	71.63点	79.75点	+8.12点	2.112	3.63％水準
Part-B・C	41.5点	50.7点	+9.2点	4.261	0.19％水準

N＝8／Part-A 総得点140点　Part-B・C 総得点77点

えていくものと思われる．彼らの多くはいわゆる「お花畑」や「三途の川」から引き返し，意識を取り戻すと家族が涙を流して喜んでいる顔が見えた．しかし，ときどき「あの時死んでおけばよかった」と感じるつらい日がある…と語る．

そんなつらさのなかにあっても，すべての人には人間的価値があり，意味を実現しているのだということを互いに感じあえる場が，今後，より一層必要になっていくであろう．

高次脳機能障害モデル事業として行われた本セッションを共にするなかで，スタッフも参加メンバーも「人生のあらゆるそのつどの状況において意味を見出そうとする」[2]必要があるというロゴセラピーにおける理念を鮮明に意識することができた．これを受けて，モデル事業から支援事業に移行する際に予算化されなかった就労支援部分についてNPO法人として引き継ぎ，現在，このグループカウンセリングに参加していたメンバーが法人で経営するレストラン（自立支援法就労継続支援A指定）や，就労支援センター（同就労移行支援指定）にて訓練を継続している．

※なお，このグループは高次脳機能障害者支援モデル事業最後の年の5ヵ月間，東北厚生年金病院にて実施し，2006年心理臨床学会大会にて一部報告を行ったグループと同一である．

【引用文献】

1) フランクル，V.E.（山田邦男・監訳，2004）：意味による癒し　ロゴセラピー入門．p210．春秋社．
  （V.E.Frankl：DerWille zum Sinn, 3.erweiterte Auflage. Piper, Munchen, 1991）
2) フランクル，V.E.（山田邦男・監訳，2004）：意味による癒し　ロゴセラピー入門．p130．春秋社．
  （V.E.Frankl：DerWille zum Sinn, 3.erweiterte Auflage. Piper, Munchen, 1991）
3) 吉田香里，四ノ宮美恵子（2006）：高次脳機能障害の認知・心理リハビリテーションプログラム―グループロゴセラピーによる人生の意味目的意識の変化を中心に．日本心理臨床学会第25回大会．
4) 佐藤文子・監修（1998）：PILテストハンドブック．株式会社システムパブリカ．
  （2008年に改訂版が出ているが，本稿では改訂前の基準に沿って評定している．）
5) 尾崎聡子，他（2003）：高次脳機能障害を有する患者に対するグループ指導―FFGW（感情交流法）の実施と効果．国立身体障害者リハビリテーションセンター研究紀要24号，pp1-9．
6) 四ノ宮美恵子，他（2003）：高次脳機能障害を有する患者の家族に対する心理支援　―病院における支援事例から．国立身体障害者リハビリテーションセンター研究紀要24号，pp37-44．

第3章 理解を目的とした家族教室

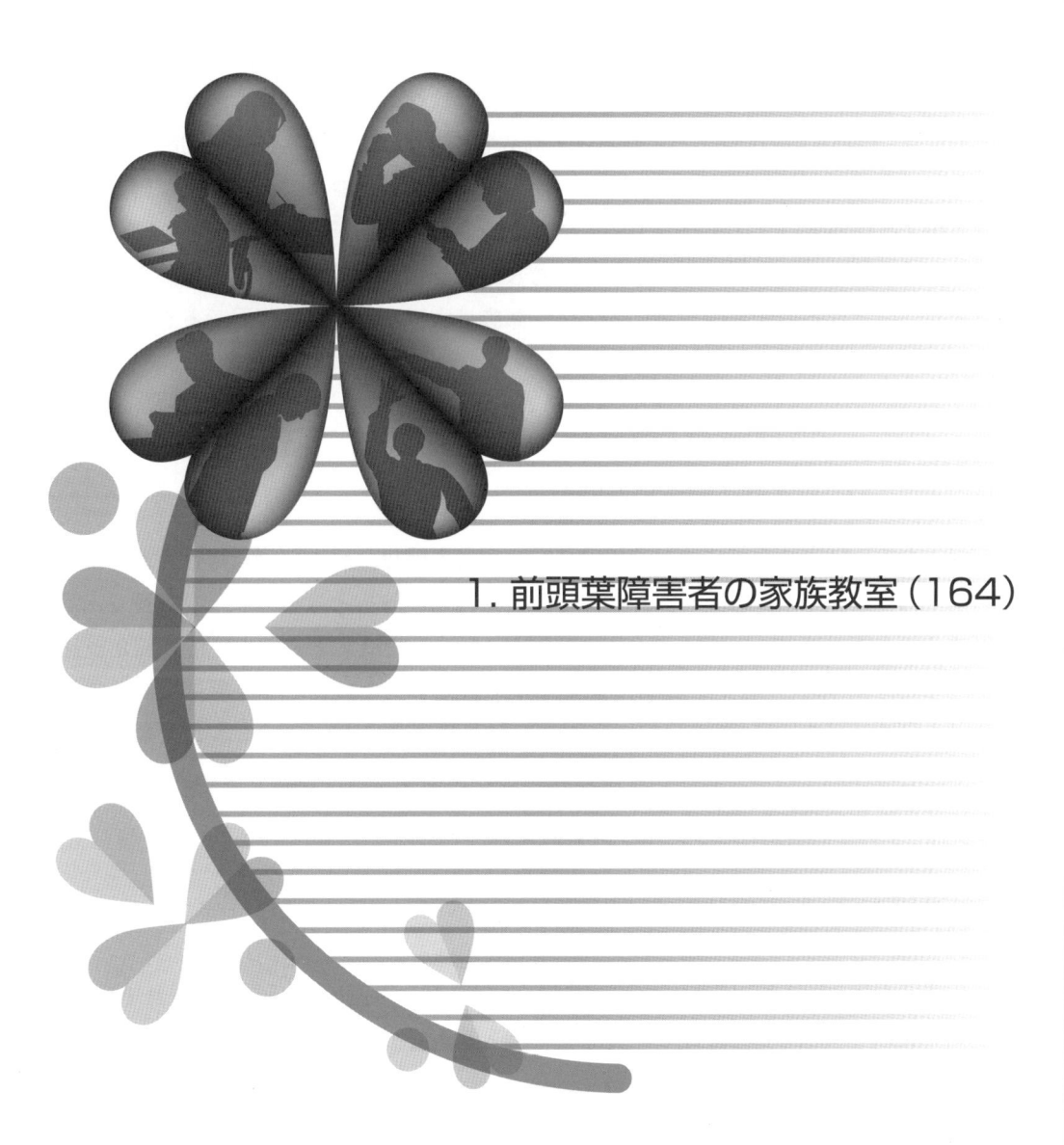

1. 前頭葉障害者の家族教室（164）

前頭葉障害者の家族教室

中島　恵子

はじめに

　病気，あるいは事故などにより後天的に脳に損傷を受け，高次脳機能障害となった人の中に前頭葉障害者は多い．前頭葉障害の特有な困難さは，「自発性の低下，行動の開始や停止の困難さ，脱抑制や衝動性，思考や行動の一貫性・柔軟性・保続性，他者配慮の乏しさ，感情の不安定さ，自己意識の低下」などがあげられる．このように認知，行動，感情を適切に抑制，調整できないことは，当然，遂行機能障害が発生することとなる．このことが当事者の脳機能がどのように動き，どのような反応につながるのかを家族が理解することを難しくさせている．家族に前頭葉障害とはどのような障害なのかを理解してもらうことが必要である．環境調整が必要となる前頭葉障害者にとって，家族は大事な人的環境要因であることの認識を持つことが，家族が自ら当事者本人に合った対応を考え，実践する基となる．

目的

　病気，あるいは事故などにより後天的に脳に損傷を受け，高次脳機能障害を負った前頭葉障害者を持つ家族が家族教室に参加することで，前頭葉障害とはどのような障害であるかを理解することをめざす．そのために，1) 資料にそって前頭葉障害について家族が一緒に学びあうこと，2) 家族の疑問や質問に答えたり，意見を引き出したり，意見交換をすることで理解を深めること，3) 環境調整が必要な前頭葉障害者にとって，家族が大事な人的環境であることの認識を持つこと，により家族がどのような対応にしたらよいかを一緒に考え，実際に行うための知識を提供する．

方法

　2週間に1回（月2回）行う．1回1時間．全10回．下記の1)〜3)の流れで実施する．
　1) 資料（中島恵子著「自分で鍛える　仲間と鍛える　前頭葉のリハビリ（ゴマブックス刊）」）にそって講義を中心に行う．
　2) 講義テーマに則した家族の質問に答え，家族の意見を引き出し，家族同士の意見交換を行う．

表1　感情・認知・行動のチェック表

1. 依存的になった
2. 子どもっぽくなった
3. わがままになった
4. すぐ怒るようになった
5. 注意散漫になった
6. こだわりが強くなった
7. 物事への関心が乏しくなった
8. 意欲が減退した
9. 状況の判断が悪くなった（手順・対人対応）
10. 物覚えが悪くなった（日時・場所・名前・時間感覚）
11. 働きかけないと，終日何もしないで時間を過ごす
12. 急に思いついたように外出しようとする
13. 会話中に，話題からはずれた話を一方的にしゃべる．
14. 自分でできることも家族に頼り，それを拒まれるとイライラして怒りっぽくなったり，どなったりする．
15. 周囲への関心，興味が以前よりなくなっている．
16. 自分が気になる話題を何度も話す．
17. 同じことを何度も聞く．
18. 家族のペースや相手のペースに合わせられない．
19. 行動の計画性が欠ける．
20. 病前の趣味，好きなことへの関心度が落ちている．

3）一緒に学びあう機会を提供し，家族が家庭でどのような対応をしたらよいかを考える機会を作る．

対象

前頭葉損傷者のご家族

評価

1. 感情・認知・行動のチェック表（20項目）

受傷や病前とどのような変化があるかを知るために家族に感情・認知・行動のチェック表（**表1**）に記入してもらう．

当事者の症状を把握しておくために家族教室を開催する前に実施する．家族教室前後でどのように変わったかを「家族のアンケート」で評価する．

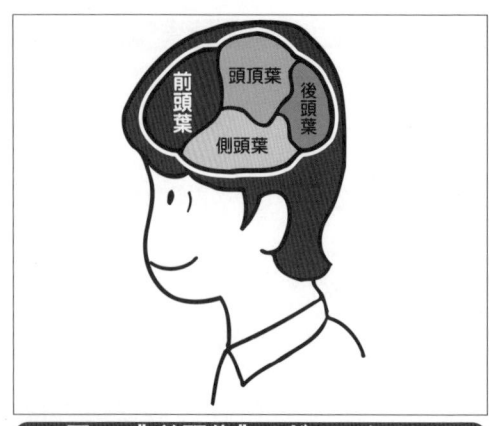

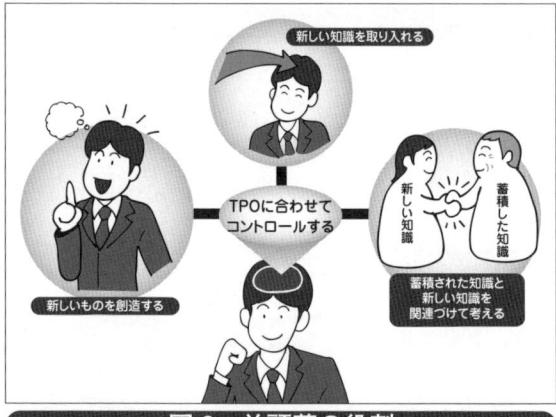

図1 "前頭葉"はどこにある？

図2 前頭葉の役割

2. 家族のアンケート（6項目）

家族教室終了後，下記のアンケート内容につき，自由記載で家族に記入してもらい，家族教室の効果判定を行う．

1. 前頭葉障害についての理解に変化がありましたか．
2. 当事者を理解するためにお役に立ちましたか．
3. 当事者への対応にどのような変化がありましたか．
4. 当事者は家族の理解やかかわりの変化で何か変化はありましたか．
5. このような家族教室は必要だと思いますか．
6. 感想

注）家族が記入しやすい具体的な質問紙にすること．

グループ訓練の実際

第1回　家族教室

【講義テーマ：前頭葉の役割】

> 前頭葉の役割：前頭葉は他のすべての脳領域と連絡する重要な部位で，「思考」「学習」「注意」「意欲」「情動」「創造」など高いレベルの精神機能を調整（コントロール）する役割を果たしています．具体的な働きには，①新しいものを創造する，②新しい知識を取り入れる，③蓄積した知識と新しい知識とを関連づけて考える，④TPOに合わせた行動をとるために①〜③を調整する，があります**(図1，図2)**．

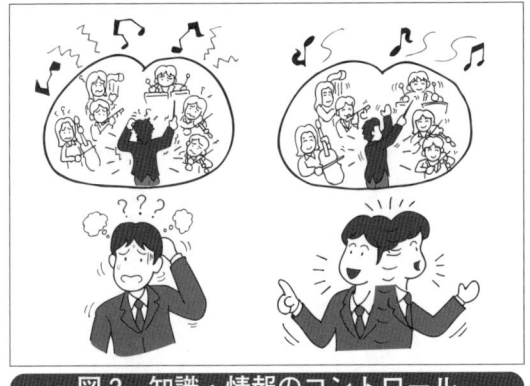

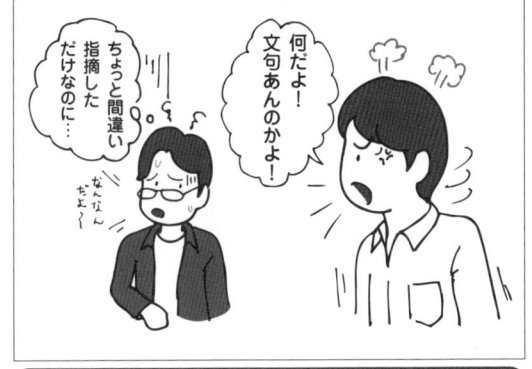

図3　知識・情報のコントロール　　　図4　感情・行動のコントロール

◆ **大事なポイント** ◆

　最初の導入をあいまいにしないために毎回，枠内文を家族全員でそれぞれが音読し，一緒に学ぶことへの意識づけを明確に行う．

【テーマポイントと家族への指導】

① 経験しない情報を扱えるのは人間だけであり，それができるのは前頭葉の働きによる．たとえば「オーケストラに例えると，前頭葉が指揮者で，ある行動に必要な楽器（知識・情報・感情など）を選んで，動かしているようである．行動によっては楽器は1つとは限らず，いくつもの楽器を組み合わせることが必要になる．楽器が脳のそれぞれの要素と考えるとイメージしやすい．すると，指揮者の腕の良し悪しが行動の全てにかかわってくることになる**（図3）**

＊家族への指導ポイント
> 家族に「調整する」ことのイメージを持ってもらうこと！家族に自分の行動にはどのような要素があるかを話してもらう．このことは自分の行動を通して理解することにつながる．

② 前頭葉は喜怒哀楽の感情をコントロールする機能とも深い関わりがある．仕事場面では，怒りたくても怒れない状況に出くわしたりするが，そんな理不尽な感情を抑制するのも前頭葉の働きである**（図4）**

＊家族への指導ポイント
> 脳の働きと日常の行動，環境とを関連づけて理解してもらい，経験したことや知識を状況に合わせて引き出すためにはどのような方法があるか意見交換してもらう！意見交換を行う際のポイントは環境調整とは，刺激の調整であること，環境の一部である家族も刺激の一部であることを理解してもらうこと．

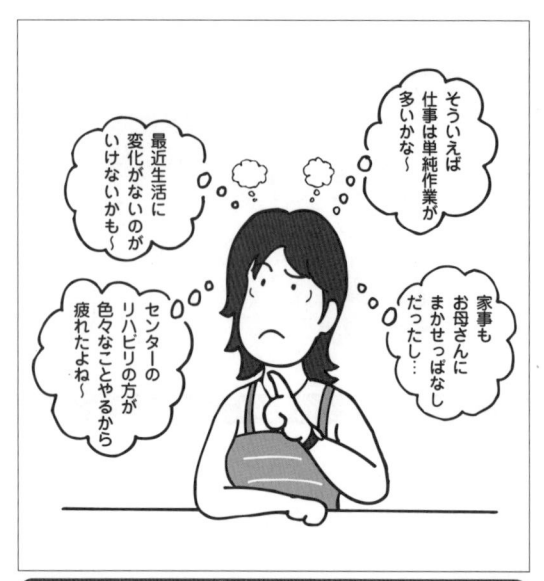

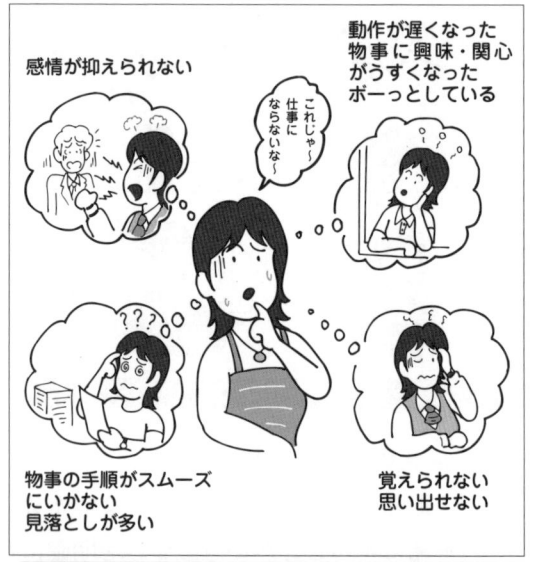

図5　日常生活と脳の使い方

図6　脳が弱っていませんか？

第2回　家族教室

【講義テーマ：どのような脳の使い方をしていますか】

「脳の使い方」は環境によっても影響を受けます．環境から受ける刺激，変化など多くの情報によって脳はトレーニングされています．環境が「脳を使うこと」を強める，あるいは，弱めることもあります．環境とは，家庭，地域，病院（通院している方），訓練に通っている所，学校など自分を取りまくものすべてをいいます**(図5)**．

◆ **大事なポイント** ◆

環境がいかに脳の使い方に関与しているかを理解する．環境の要素として，家族は一番身近な「人的環境要素」であるという認識をもってもらう．

【家族への指導】

① 参加家族に自分の生活を振り返ってもらう．

1日をどのように過ごしているか，また，どのような環境で過ごしているか，について朝起きてから夜寝るまでの間にしていることを書き出してもらい，自分の生活や当事者の生活を振り返ってもらう．そしてこの過ごし方は「脳の使い方」に大きく関連していることを理解してもらう**(図6)**．

> * 家族への指導ポイント
> 家族に日常的に自分はどのような刺激を当事者に与えているか話してもらう．
> 大きな刺激は大きな反応を起こすことを理解できるようリードする．

② 病気や事故などにあう以前と比較して当事者の「脳の使い方」が変わっていないか，それぞれの家族に考えてもらい，意見交換してもらう．

> * 家族への指導ポイント
> どこが変わったのだろうか！家族がどのくらい変化を捉えているかを確認する機会を提供する．

第3回　家族教室

【講義テーマ：気がつきますか】

> 普段の生活の中で，身のまわりのこと，自分自身，自分以外の人，地域，社会などについて，どれだけ関心を向けられますか．関心を向けるためには「何かに気づく」ことが必要です．気づくことは「学ぶこと」につながるからです．気づきやすいのは自分自身のことよりも自分以外の人や事柄です**(図7)**．

◆ 大事なポイント ◆

生活の中で当事者が何に気がついているか観察すること．
当事者が気づくような言葉かけを家族が意識して行うこと．

【テーマポイントと家族への指導】

① 家族の誰かがいつもしている同じ行為（父親は同じ場所に座って新聞を読む，など）も視点を変えてみると違うこと（ある記事を真剣に読んでいる，あまり関心を引く記事がない，など）に気がつく．自分以外の人の態度や感情に気づくことは，態度を通して「人の感情」を学ぶことである．

> * 家族への指導ポイント
> 身近な家族の変化に気づくことから始めてもらう！「今日のお父さんの調子はどうかしら」など，当事者に聞いてみることで「気づき」の確認をするなど．

② 身のまわりのことでは家の中の物の配置，季節の移り変わり，よく行く場所（公園，病院，駅，商店街，訓練に通っている所，学校など）の前回と違っているところに気づくことは「変化」を学んでいることである．自分自身もまわりの人に対してどのような態度をとっているか，その時はどんな感情を抱いたのか，それによって自

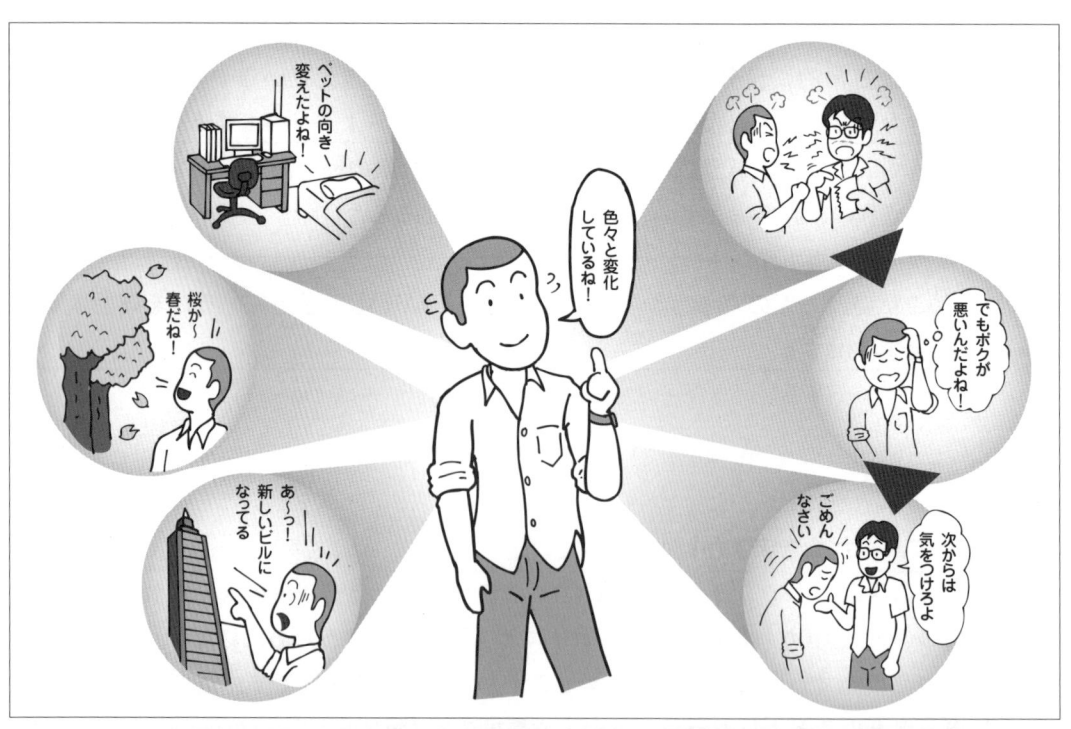

図7 気がつきますか

分の行動はどのように変化しているのかへ意識や関心が向きやすくなり，そのことによって「気づき」を高めることができる．

*家族への指導ポイント
当事者に気づかせる言葉を家族に考えてもらう．家族が一緒に行動する時に「公園の花が咲いているね」など，変化への気づきを促すような言葉かけを意識して行うことなど！

第4回 家族教室

【講義テーマ：相手の言うことを理解できますか】

病気や事故などにあう以前と比べて，頭がきびきびと働かないと感じることはありませんか．以前だったら，相手が言っていることを「何を言いたいのか」という観点から「聞きながらまとめる」作業がスムースにできていたのに，相手が何を言いたいのか，その内容や要点がうまく捉えられない，理解できないことはありませんか(図8)．

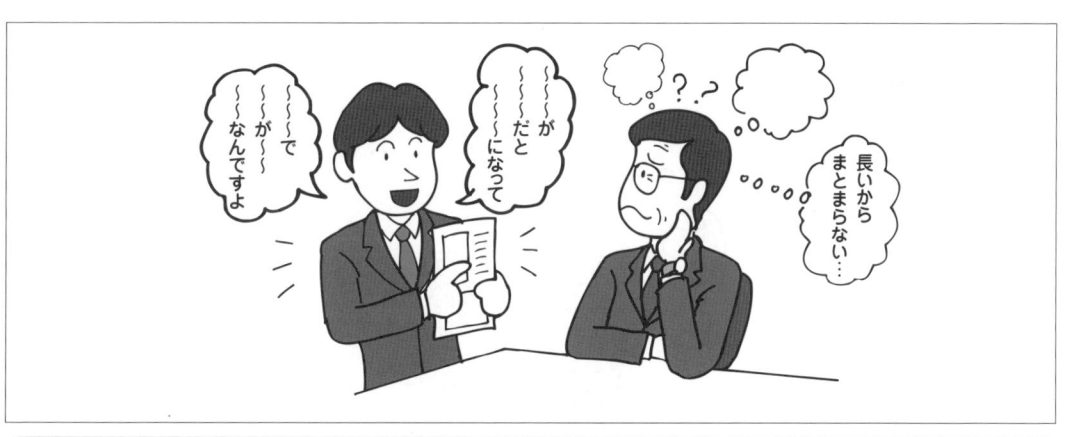

図8 相手の言っていることを理解できますか

◆ **大事なポイント** ◆
前頭葉による障害を理解力が落ちていると誤解していないか考えてもらう！

【テーマポイントと家族への指導】
① 当事者が相手の言うことが理解できないということは，相手の話が長くなると起こる現象であることが多い．言葉が理解できないのではなく，意味がわからないのでもなく，文章が長くなる，あるいは，話の内容の展開が多くなるために「まとめる」作業が頭の中でうまくいかなくなるために起こる．本人は「頭の働きが悪くなった」と感じたり思ったりする．

＊家族への指導ポイント
> 「つまり・・・である」という捉えかたがうまくできないために起こることを理解し，家族がはじめは「つまり…なのね」とまとめてあげるよう伝える．少しずつ自分でまとめる練習につなげられるとよい．

② 前頭葉は「思考」の調整も行う．思考には「広く捉える（拡散思考）」と「まとめて捉える（収束思考）」がある．拡散思考は「知っている動物を言ってください」と質問された場合，「犬，猫，牛，馬，兎，羊，小鳥，ヤギ…」と「動物」というカテゴリー（領域）から引き出される思考であり，収束思考は「家でペットとして飼われる動物を言ってください」と質問された場合，「犬，猫，小鳥…」など，ペットとして多く飼われる動物から浮かぶことである．

＊家族への指導ポイント
> 家族でクイズなどを楽しみながら，「まとめて捉える（収束思考）」ことの練習を行う！

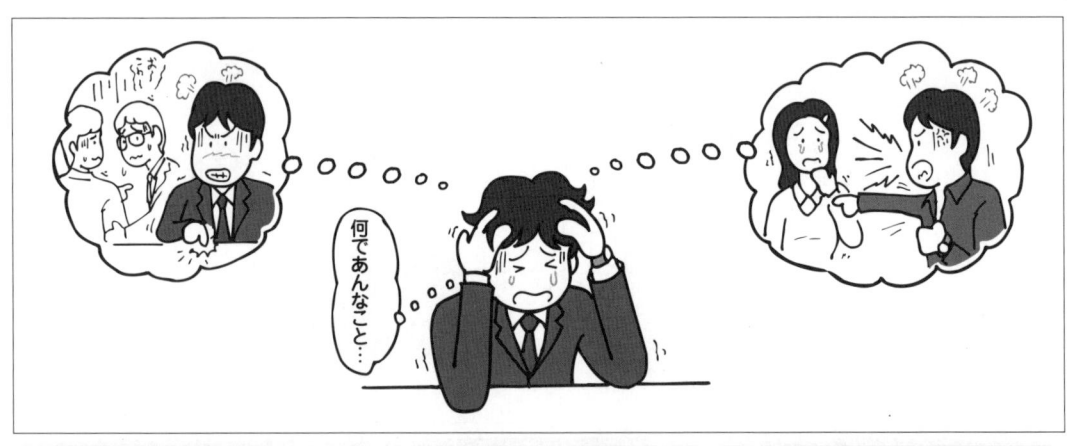

図9 感情を抑制することができますか

第5回 家族教室

【講義テーマ：感情を抑えることができますか】

人と関わる時は，「状況に合わせて」自分の感情や気持ちを調整しながら対応しています．例えば，自分より目上の人と関わる時は丁寧な言葉を使って相手に失礼がないように振舞おうとしたり，友人と関わるときは新密度を表すためにくだけた言葉を使ったり，会議の時は冷静な態度できちんとした言葉を使うなど，「言葉の使い方」を変えることも，感情調整といえます．しかし「言葉のやりとりの中で，自分にとっては「気にさわる」「気になる」言葉に「感情的」に反応して，その感情を抑えることができなくなることがあります．暴言を吐いたり，不躾な行動に出てしまったりすることもあります**(図9)**．人は言葉によって自分の感情を調整することもできます．

◆ **大事なポイント** ◆

言葉の使い方で脳の使い方を調整する方法を身につけることができる．そのためには，練習することが必要である．

【テーマポイントと家族への指導】

① 前頭葉は理不尽な感情を合理化したり，抑制したりして人との関係をうまく保とうとする働きを担っている．前頭葉障害によりこの「感情の合理化」「感情の抑制」を調整する機能がうまくいかなくなった時，人とうまく関われなくなる．

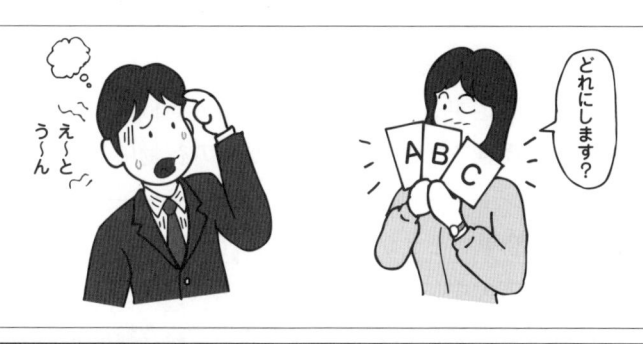

図10 自分の行動を決められますか

* 家族への指導ポイント
  「気にさわる」「気になる」言葉とは何かのリストを作成してもらう！

② 病気や事故などにあう前は穏やかだった人が怒りっぽくなるなど，反対の傾向が現れたり，短気だった人がさらにエスカレートするなど，以前の性格が強まる傾向が現れたりすることもあること，また人とうまく関われなくなるために，家から出ようとしなくなったり，親しかった人が離れて寂しい思いをしたりする人や，相手の態度の悪さばかりを訴えて自分の行動を振り返れない人もいる．

* 家族への指導ポイント
  怒る理由を深く問い詰めたりすることは逆効果である！怒る頻度を減少すること，すなわち，学習させない（繰り返させない）ことが何より大事なことを認識してもらう．

第6回 家族教室

【講義テーマ：自分の行動を決められますか】

前頭葉に障害を受けると病気や事故などにあう以前にさまざまな経験や思い出などの個人体験あるいは社会規範などの情報がうまく引き出せないことがあります．友人と口論になった時の決着のつけ方，いやな仕事を頼まれた時の断り方，約束を破って信頼を失ったことへの反省などの情報と結びつけて自分がとる行動を決められないことがありますか（**図10**）．

◆ **大事なポイント** ◆

行動を決めるためには「選択する」ことが必要である．決める前に選択できない理由を確認する．

【講義のポイントと家族への指導】

① 前頭葉には行動を決定する場合の判断を調整する機能があるので，ここに損傷を受けると過去の社会経験で学んだ社会規範が今の行動に活かされないことがある．

* 家族への指導ポイント
  > 日常生活の中で，簡単なことから当事者が「自分で選ぶ」ことを促す！

② 前頭葉を損傷した方の中には，「この場合どうしたらよいですか」「AとBとCがありますが，どれにしますか」「どうしますか」という質問に対して，自分がとる行動を決められない方もいる．

* 家族への指導ポイント
  > できる選択から始め，少しずつ選択数を増やしていく！「どうするか」などの考えを尋ねた時に意見が出ない場合は，例を提示し，再度「どうするか」と問い，当事者が自分で選ぶことを促す．

第7回　家族教室

【講義テーマ：意思・意欲はありますか】
> 楽しい，うれしい，気持ちがよいなどの喜びの感情や，やってみたらできたという達成感は「こうしよう」「ああしたい」という意思や意欲を高めるために必要です．

◆ **大事なポイント** ◆

　日常生活の中で簡単なことから始め「自分でできた」や「楽しかった」「うれしかった」などの体験ができるように家族が設定してあげることが，当事者本人の意欲を高める．

【テーマポイントと家族への指導】

① 前頭葉には意思，意欲の決定に関わる機能がある．前頭葉を損傷した方の中には，以前好きだったことや趣味などに興味がわかない，新聞やニュースを気にかけていたのに関心が向かない，新しい知識を得たいという意思がわかない人もいる**(図11)**．

* 家族への指導ポイント
  > 意思・意欲の低下を機能障害と理解してもらうこと！ニュースは毎日テレビなどを通して流れるものなので，一緒に見ながら「〜なのね」「〜なんてこまったね」などの声かけを行うことは言葉による焦点化の効果があり，有効である．

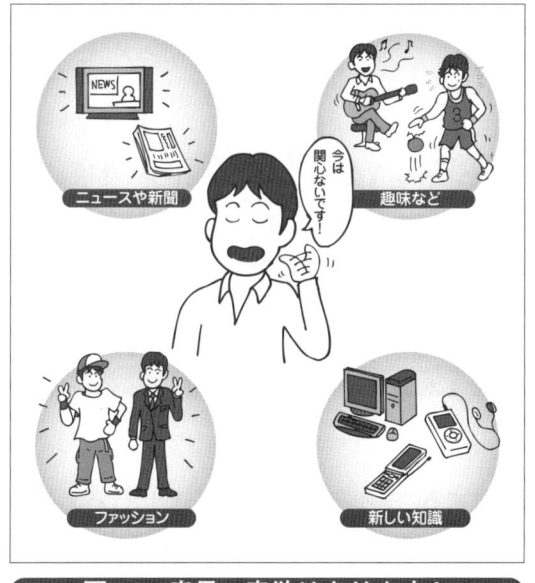

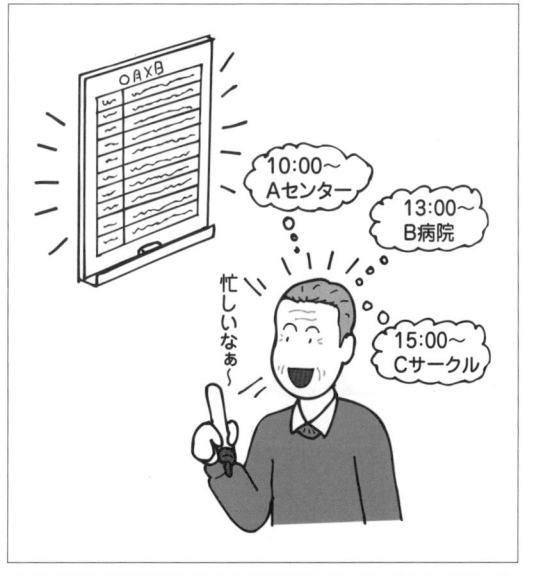

図11 意思・意欲はありますか

図12 計画できますか

② 楽しい，うれしい，達成感のような感情を抱けないために，周囲に無関心になる，意欲がわかないことがある．以前関心のあったこと，興味のあったことに関心がなくなることもある．楽しかった時の記念写真を一緒に見ながら「楽しかったねえ」などの言葉かけを意識して行うよう伝えると，その時は反応がなくても，繰り返していると変化が現れることがある．

＊家族への指導ポイント
> 変化を待つ！家族が楽しそうにしていると楽しい雰囲気が伝わる．楽しいということが認識できるようになるまで待つ姿勢も大事である．いつ感情が動くかなと期待しながら続ける．

第8回 家族教室

【講義テーマ：計画できますか】

> 手順はまちがっていないのに予定より時間がかかってしまったことはありませんか．あるいは，時間枠は守れたけれど手順に見落としがあったことはありませんか．前頭葉には計画を立てること，効率良く計画を進めることを調整する機能があります（**図12**）．前頭葉を損傷した人の中には，予定を立てるのが苦手になり時間がうまく使えなくなる人がいます．

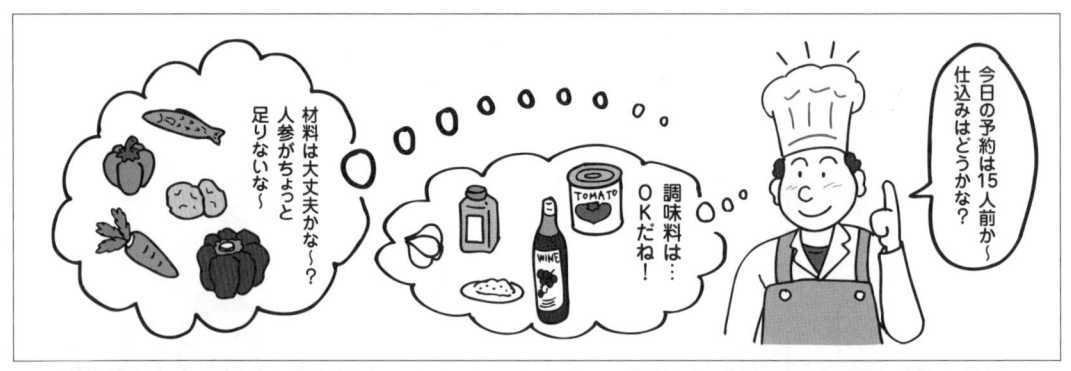

図13 先読みができますか

◆ 大事なポイント ◆

　今日一日の予定を順序よく言えるかチェックする．「何時に〜，次に〇〇に行って…する」と言葉にして言ってもらう．

【テーマポイントと家族への指導】
① 予定を立てるためには，先読み，すなわち計画力が必要である．たとえば1日あるいは1週間の生活のスケジュールを立てたり，効率的な時間の使い方を工夫したり，部屋の模様替えをする前に使いやすい部屋の配置をイメージしたり，出かける前に必要な物をリストアップしたり，Aさんと話すと長くなるのであらかじめその時間を確保しておいたりといった計画力（こうやって…, ああしたら…）が必要である（**図13**）．

* 家族への指導ポイント
> 実際に行動する前に，計画について話し合い確認する！
> 大事なポイント（時間，場所，物など）を意識づけ，確認する習慣がつくように練習する．

② 日程の中で，行かなくてはいけない場所が2つ以上ある場合などは次の場所へ行くまでにかかる時間を算定して出発する時間を割り出すといった計画や，またそのとおりに行動できることが必要となる．

* 家族への指導ポイント
> 当事者の時間感覚を促すために，時計，携帯電話，メモ帳を使い，練習をする！
> 当事者一人でできるようになるように，繰り返し練習する．うまくいかなかった時はどこがうまくいかなかったのかを話し合う．次回は，注意して行うように意識づけをする．

図 14　記憶できますか

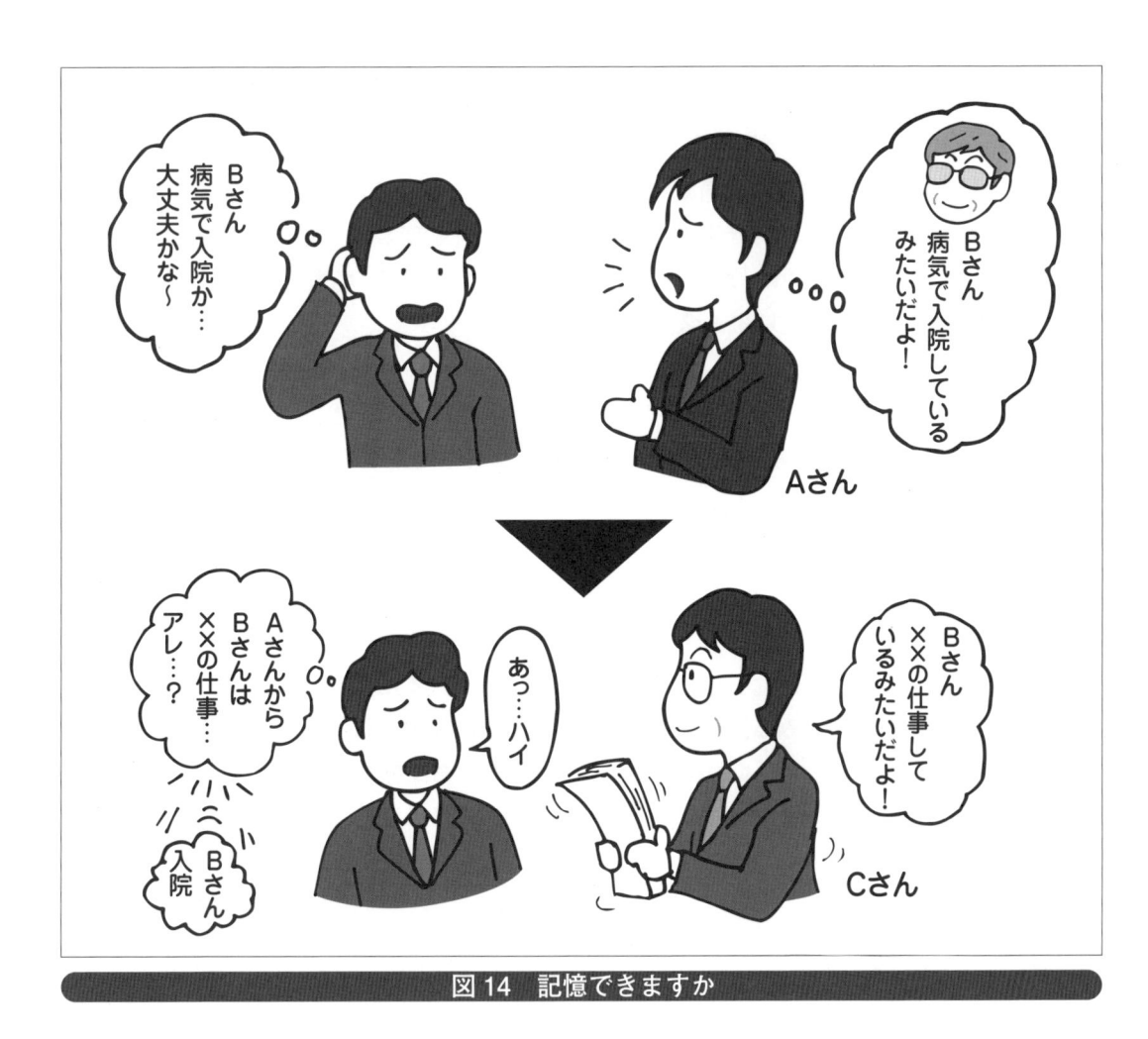

第 9 回　家族教室

【講義テーマ：記憶できますか】

その場，その場で覚える力（見たり聞いたりしたことを覚えている）はあまり問題がなくても，後から別のことを見たり聞いたりすると，そのことに邪魔されて（干渉されて）思い出せなくなったり，記憶そのものが後から見たり聞いたりしたことに変わってしまい，以前の記憶にもどれない（保続する）ことはありませんか **(図 14)**．

◆ **大事なポイント** ◆

前頭葉障害による記憶障害は，覚える力そのものの低下ではなく，思い出す力が弱くなったり，情報がうまく処理されずに混乱したりすることが多い．

【テーマポイントと家族への指導】

① Aさんから「Bさんが病気で入院している」と聞いた後，CさんからBさんの仕事の話を聞くと，「Bさんが病気で入院している」ことを忘れていたり，あるいは，「AさんからBさんは〜の仕事をしていると聞いた」に変わってしまったりする．生活の中で活動する記憶に「取り違え」や「すりかわり」が起こり，思い出せなくなったり，修正できなくなったりする場合がある．

* 家族への指導ポイント

情報の誤りの修正をしてあげること！　修正したものを強調し，意識づけを強める．メモ帳や携帯電話の内容を当事者が自分で修正するように促す．

② どこに置いたかを忘れる人の中には，「どこからどういう順番で探していくのか（順を追っていく作業）」を考えることができなくなる人もいる．自分がしたことの振り返りがうまくいかないために起こる．

* 家族への指導ポイント

数唱の中の逆唱でチェックしてみる（「3-5-7-9-1」と聞いて「1-9-7-5-3」ができるかどうかみる）．逆唱がうまくできない人の中に，自分がしたことの振り返り（順を負っていく作業）ができない人がいる．家族で楽しくクイズ形式でやってみることをすすめる．ストレス，過剰学習にならないような配慮は必要である．

第10回　家族教室

【講義テーマ：頑固になっていませんか】

十人十色というように，世の中にはいろいろな人がいて，いろいろな考え方，見方，感じ方があります．物事は「多面的」に捉えられているということです．「AさんとBさんの見方は違う」「同じことでも捉え方によって気持ちが変わる」「年代によっても考え方は違う」「立場によって態度が変わることもある」など，人，事，年代，立場によって「物事を1つの方向から見るのではなく，別の角度から見る」ことができますか．いつも自分の立場，自分の感情，自分の考え方，自分の見方だけで捉えていませんか．

◆ **大事なポイント** ◆

状況等に応じて態度や気持ちが変えることができないのは，注意が変換しないからであると捉えると，別のことに注意を向けるような練習をすることが大事だというこ

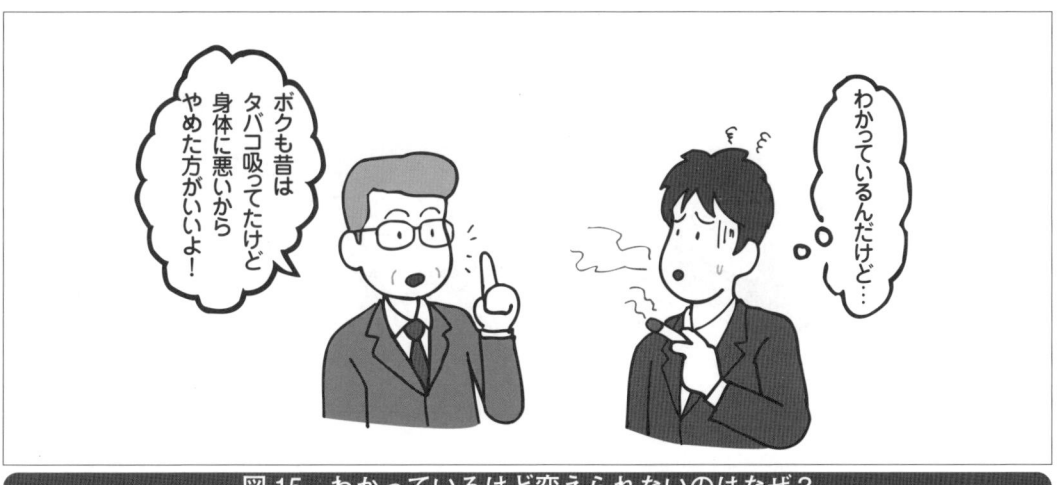

図15 わかっているけど変えられないのはなぜ？

とがわかる．

【テーマポイントと家族への指導】

① 前頭葉にはいろいろな考えの中から選択（調節）する機能があるが，前頭葉に損傷を受けた人の中には，「自分の見方を変えられない」「人の意見が聞けない」「物事を多面的に考えられない」ために，周りの人から以前より「頑固になった」と思われてしまうことがある**（図15）**．

＊家族への指導ポイント

聞いてもらえるような伝え方，言葉の選び方，見方が変わるような視点の提供，別の考え方があることに気づかせるような情報の与え方などの工夫が必要である！工夫について参加家族間で意見交換してもらう．

② 人と話し合っている場面をビデオに撮り，自分がどんな態度で，どんなことを言っているのかを客観的に見ると，気づくことがある**（図16）**．

＊家族への指導ポイント

当事者のグループ訓練にビデオを提供し，グループ訓練で仲間たちから意見をもらう場面を設定することで，当事者が自分を客観的に見る機会を作る！

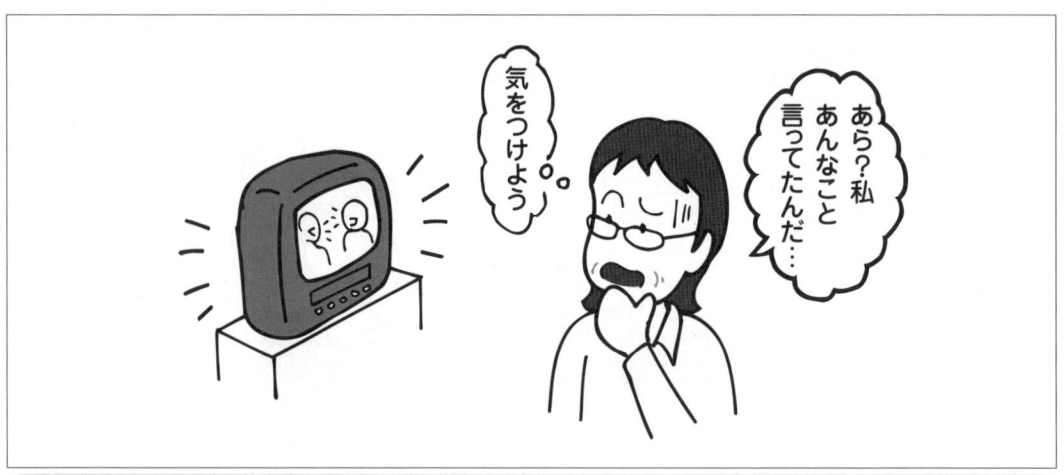

図 16　気づくことは注意を変換すること

事例紹介

1. 対象

　　前頭葉障害者をもつ家族 10 名（妻 8 名，母親 2 名）．
＜発症から 2 〜 7 年を経過した慢性期の前頭葉障害者から脳梗塞 3 名（30 代, 50 代, 60 代），クモ膜下出血 4 名（全員 50 代），脳外傷 2 名（20 代, 50 代），低酸素脳症（50 代）＞

2. 感情・認知・行動のチェック表の結果（20 項目）

　　家族教室参加者の結果から記憶力，判断力，計画力，注意力，興味・関心が低下している前頭葉障害者が多いことがわかった**（図 17）**．（5/10 以上の解答を以下に記す）

- 物覚えが悪くなった（8/10）
- 状況判断が悪くなった（7/10）
- 行動の計画性が欠ける（7/10）
- 病前の趣味，好きなことへの関心度が落ちている（7/10）
- 物事への関心が乏しくなった（6/10）
- 注意散漫になった（6/10）
- 同じことを何度も聞く（6/10）
- 依存的になった（5/10）
- 周囲への関心，興味が以前よりなくなっている（5/10）

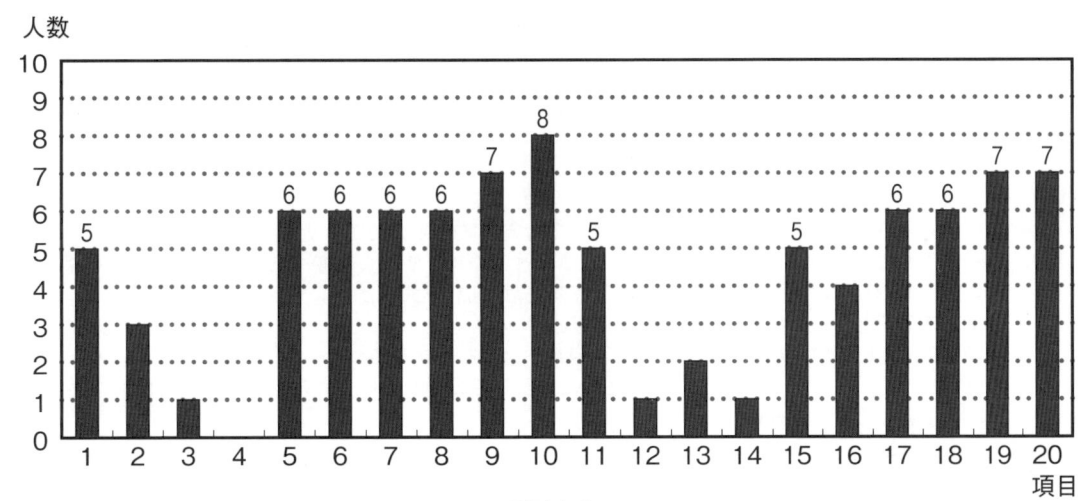

項目内容

1. 依存的になった
2. 子どもっぽくなった
3. わがままになった
4. すぐ怒るようになった
5. 注意散漫になった
6. こだわりが強くなった
7. 物事への関心が乏しくなった
8. 意欲が減退した
9. 状況の判断が悪くなった（手順・対人対応）
10. 物覚えが悪くなった（日時・場所・名前・時間感覚）
11. 働きかけないと，終日何もしないで時間を過ごす
12. 急に思いついたように外出しようとする
13. 会話中に，話題からはずれた話を一方的にしゃべる
14. 自分でできることも家族に頼り，それを拒まれるとイライラして怒りっぽくなったり，どなったりする
15. 周囲への関心，興味が以前よりなくなっている
16. 自分が気になる話題を何度も話す
17. 同じことを何度も聞く
18. 家族のペースや相手のペースに合わせられない
19. 行動の計画性が欠ける
20. 病前の趣味，好きなことへの関心度が落ちている

図17　感情・認知・行動のチェック表の結果

3. グループ訓練の実際

前述の「5. グループ訓練の実際」に沿った家族教室を実施した．

4. 家族教室終了後の評価

家族教室のアンケート(6項目)結果の評価を**表2**に示す．

5. 効果の考察

なかなか理解しにくい前頭葉障害について，わかりやすい資料をもとに学ぶ体制を整えたことが，家族自らが学ぶ態度につながった．毎回，大事なポイントを明確に示したことがテーマからはずれずに全員の理解を深めることに役立った．さらに，家族の意見交換のテーマポイントを毎回2つ提示し，具体的にどのように関わったらよい

表2 家族教室のアンケート調査結果

1. 前頭葉障害についての理解に変化がありましたか.
- 本を読んだだけでは理解できないことを教えていただき，損傷した部位と症状について理解が深まった．（全員）
- 自分自身の理解の足りない部分がよくわかった．
- 性格も言動も違う中で，主人に合った対応の仕方を教えていただき助かっている．
- 今までうわべだけの理解だったのが，一つひとつわかりやすく細かくお話いただけるので深い理解へ変わっていき，毎回興味を持って参加させていただいた．
- 学習することがたくさんあり良かったです．
- 前頭葉障害について知ることができ，私自身，とても変化があった．
- 再認識することが多々あった．夫とともに大変な道のりを歩いてきたことを思うと同時に学ぶことによって更に成長した．

2. 当事者を理解するためにお役に立ちましたか.
- 夫の細かい障害がわかり，自分の対応を振り返った．
- 大変役に立った．（4名）
- 一人ひとりに障害の違いがあることがわかり，当事者に対して「何故？」「どうして？」と思っていたことが理解できるようになった．
- 当事者を理解するためには，何度受けても受けたりないことはないと思った．
- 障害を深く理解することにより，主人が現実に直面することがわかり役に立った．
- 家族全員で当事者を理解するために役に立った．
- 対応策がわかった．

3. 当事者への対応にどのような変化がありましたか.
- ヒントを与えながら声かけをするようになった．
- さらに優しく接して愛情も深まったように思う．
- 理解できるようになり優しくなったと思う．
- 私が理解できたので，子どもたち，兄弟にも説明できるし，周りの者が理解できるようになり，周りの者が近寄ってくるようになった．
- 今までの主人への対応を反省した．
- 今までは当事者に対して，とても無理なこと，難しいことをさせていたことがわかった．これからは一つひとつ確認しながらやっていきたいと思った．
- 少し工夫をして対応できるようになった．

かを全員で話し合うことは，めげそうになる気持ちから積極的に関わっていこうとする意欲を引き出し，家族が仲間として支えあうことができた．家族の疑問や質問に答えることにより，家族が何をしたらよいかの方向性を示し，簡単なことから，できることからやってみることにつながった．家族教室のアンケート調査結果では，全員が参加したことにより理解が深まり，当事者への対応が変化したことで，当事者にも変化が見られている．しかし，3名の当事者に変化が見られていないことから，さらに継続した指導が必要である．家族教室の有効性が示唆された．

- 時に優しく，時にやや毅然と接するようになった．
- 当事者に対応する時，教えていただいたことをふまえてやることができるようになった．
- 毎回参加させていただくたびにヒントを頂けるので，家庭で実践している．
- 理解しながら向き合えるようになった．

4. 当事者は家族の理解やかかわりの変化で何か変化はありましたか．

- 当時者が言葉で表現するようになった．
- 私に対して言葉には表しませんが，態度に感謝の気持ちを感じるようになった．
- 落ち着きました．
- まだ変化はありません．（3名）
- 自分自身でできることが少しずつ多くなってきている．以前より少し自信がでてきた．
- 自分自身のプライドが少し高まり，家族に対して少しずつですが感謝が出てきている．
- 本人からなかなか変化することはむずかしいと思いますが，家族が変わるので少しずつ良くなってきている．
- 家族の理解が進むのに比例して，当事者へのかかわりも周りも変わって行くので，本人にも変化がみられている．

5. 家族教室は必要だと思いますか．

- 同じような苦しみを味わって悩んでいる家族にはほっとする時間で必要と思う．
- 絶対必要です．家族が理解することが大切です．（2名）
- とても必要です．深く理解することにより精神的にも身体的にもリラックスしながら生きていくことができる．
- 大変役に立ち必要です．（6名）

6. 感想

- 自分自身にふりかかって初めてかかわりを持つことなので，このような知識を学ぶ機会を得て感謝している．
- 皆様と一緒に，今まで知らなかったことを学べたことがありがたかった．
- もっと早くこのような教室があったらもっと早く理解できたのにと思った．
- 病気になった時，すぐにこのような教室があったら，と思った．
- 各々にあったアドバイスをいただき本当に楽しく生活できるようになった．
- 皆様の話を参考にして私もがんばろうと思った．

今後の展望

　発症後，医療機関で家族教室を開催できれば，家族が高次脳機能障害の中で出現頻度の高い前頭葉障害についての理解を深め，具体的な対応の仕方がわかることで，これから当事者を支えて生きていくことの方向性を示すことができると考えられる．今回，発症後2年〜7年（慢性期）の家族を対象に行ったが，7割の当事者に変化が認められた．地域のセンター，施設，作業所などでこのような家族教室を開催されることを切望する．

【参考文献】
中島恵子（2009）：理解できる高次脳機能障害．三輪書店．
中島恵子（2006）：自分で鍛える　仲間と鍛える　前頭葉のリハビリ．ゴマブックス．
中島恵子（1999）：前頭葉障害者の家族教室の試み．第16回日本家族心理学会大会発表論文集．p29．
中島恵子，他（2001）：記憶障害のグループ訓練の試み．認知リハビリテーション第10巻．pp58−62．

高次脳機能障害のグループ訓練

発　行　2009年10月10日　第1版第1刷Ⓒ

編　著　中島恵子

発行者　青山　智

デザイン&本文イラスト：神崎　健（K CRAFT）

発行所　株式会社　三輪書店
　　　　〒113-0033　東京都文京区本郷6-17-9
　　　　☎03-3816-7796　FAX03-3816-7756
　　　　http://www.miwapubl.com

印刷所　三報社印刷株式会社

本書の内容の無断複写・複製・転載は，著作権・出版権の侵害となることがありますのでご注意ください．

ISBN978-4-89590-342-4　C 3047

JCOPY　＜（社）出版者著作権管理機構　委託出版物＞

本書の無断複写は著作権法上での例外を除き禁じられています．複写される場合は，そのつど事前に，（社）出版者著作権管理機構（電話 03-3513-6969, FAX 03-3513-6979, e-mail: info@jcopy.or.jp）の許諾を得てください．